cirugía
de la obesidad
[2ª edición]

Dr. Alberto Cormillot

Director: Dr. Alberto Cormillot
Dirección Editorial: Mirta Laura Morano
Redacción Periodística: Lic. A. Valeria Impini
Corrección: Hilda Oviedo
Dirección de Arte: Daniela Goñi

Pol. Ind. El Retamal. Calle Olivo 6.
23680 Alcalá la Real (Jaén)
Telfs. 953 58 53 30 - 902 108 801 - Fax 953 58 53 31
info@faeditorial.es.es
www.faeditorial.es
1ª edición: Noviembre 2011
2ª edición: Octubre 2016
ISBN: 978-84-9149-255-9 - D.L.- J-453-2016
Imprime: Editorial Zumaque

A mi querida hija Reneé.

Agradecimientos

Este libro, como tantos otros míos, tuvo varias etapas.
La primera fue la del acercamiento a la cirugía como posibilidad terapéutica de la obesidad.
Luego vino el armado del equipo y la práctica.
Más tarde, la decisión de transmitir los conocimientos a un público que en los últimos años se interesa cada vez más por los procedimientos bariátricos como una alternativa en el tratamiento de esta enfermedad crónica.
Muchos borradores se rompieron y se volvieron a escribir. Tantos que perdimos la cuenta.
Algunos de quienes participaron en esta labor no estaban acostumbrados a esos descartes que suelo hacer hasta encontrar la manera de comunicar que me satisface, pero lograron armarse de paciencia.
Más allá de las dificultades y algunos contratiempos, en la realización de este ejemplar finalmente fuimos capaces de volcar nuestra experiencia directa con los pacientes intervenidos e incluir afanosas búsquedas bibliográficas. Por eso, en esta importante labor en equipo, deseo agradecer por su colaboración a:

✓ **Mi hijo, el Dr. Adrián Cormillot**, por su entusiasmo, perseverancia y profesionalismo en las múltiples correcciones que se realizaron. Es su primera incursión en un libro, y después de tantos que he escrito, puedo afirmar que su labor superó mis expectativas.

✓ **El Dr. Daniel Caiña**, jefe del equipo de cirugía, quien volcó su experiencia como cirujano general y laparoscópico a esta especialidad. En estas páginas se muestra su presencia en los aspectos técnicos de la cirugía, aunque quizá no haya sido posible reflejar...

- Su facilidad para el aprendizaje de las técnicas,
- Su habilidad para resolver situaciones intra-operatorias,
- Su excepcional dedicación a los pacientes en los períodos post-operatorios.

✓ **Mi equipo**, que una vez más y como siempre, trabajó arduamente en la elaboración de este material. El grupo se conformó con profesionales de distintas especialidades:
***Médicos:** El Dr. Carlos Pozzoni -anestesista de prácticamente todas las intervenciones por nosotros realizadas cuya experiencia y conocimientos también están volcados en estas páginas-, y los Dres. Hernán Galdeano y Natalia Nachón, integrantes de nuestro staff.
***Nutricionistas:** Las licenciadas Patricia Giacomelli, Agustina Marsó, Lorena Rincón y Cecilia Pérez Romanelli.

***Coordinadores:** Graciela Moscarda.

Otros participaron de diferentes formas. Ellos son:

***Sebastián Alessandrello**, quien se ocupó de la tarea de investigación, entrevistas y confeccionó el primer borrador del libro.

***Stella Fernández y Cristina Lucero,** integrantes del **CINAS** -Centro de Información en Nutrición, Alimentos y Sociedad- quienes, como siempre, proveen a nuestra red de las novedades científicas más recientes a nivel internacional.

***Cristina Wnetrzak**, colaboradora en la elaboración de material de divulgación, también realizó búsquedas bibliográficas y tradujo diversos materiales.

***Gabriela Lefosse**, que siempre colabora en todas nuestras tareas.

***Armando De Giácomo**, dibujante, quien se encargó de crear imágenes sencillas que permitieron ilustrar nuestro libro.

***Lic. Amalia Valeria Impini**, quien se encargó -como en otros proyectos- de la redacción periodística de estas páginas y logró, después de ensayar múltiples formas de cómo presentar el material, este modo que respeta el conocimiento y, al mismo tiempo, es interesante y claro para el lector.

***Daniela Goñi**, diseñadora gráfica, quien complementó el contenido con la diagramación que Ud. está viendo y a nosotros nos resultó atractiva e interesante.

***Hilda Oviedo**, quien leyó y corrigió cada uno de los originales con la atención, el profesionalismo y el cuidado que la caracterizan.

Además, conté con el invalorable apoyo y la colaboración de...

***Mirta Laura Morano**, quien una vez más me acompañó desde el comienzo de los primeros borradores coordinando todo el proceso y enriqueciendo la elaboración de este libro con su opinión y sugerencias siempre acertadas.

***Leopoldo Rodríguez**, quien nos acompañó desde el área administrativa.

***TYCO**, empresa que nos brindó capacitación nacional e internacional y nos proporcionó material gráfico e informativo que también utilizamos para la confección de este material.

A todos, mi cálido y sincero agradecimiento por haber sido parte insustituible en este engranaje.

Y A Ud., estimado lector, la mayor esperanza de que estas páginas encierren otra respuesta posible a lo que está buscando: una alternativa saludable para alcanzar el bienestar que se merece y mejorar su calidad de vida.

Dr. Alberto Cormillot

Índice

Introducción

el problema de la obesidad

Desde hace décadas, la **Organización Mundial de la Salud -OMS-** considera que la obesidad es una enfermedad crónica relacionada con más de cien enfermedades conocidas como ***comorbilidades,*** muchas de gravedad como la diabetes tipo 2, la enfermedad cardiovascular, la hipertensión, el accidente cerebro vascular -ACV- y algunos tipos de cáncer.

Por esta razón, en gran parte del mundo la obesidad se ha convertido en la SEGUNDA CAUSA DE MUERTE PREVENIBLE después del tabaquismo, al que podría superar en los próximos años.

Aunque se han logrado importantes avances en su tratamiento, **la obesidad es una enfermedad crónica y si bien es posible alcanzar la recuperación, no tiene cura.** Es decir: la persona que adelgaza no puede volver a sus hábitos anteriores, ya que de hacerlo engordaría nuevamente. En este contexto, el surgimiento y desarrollo de opciones quirúrgicas **para tratar la obesidad mórbida es uno de los progresos más alentadores en el campo de la medicina.**

Una epidemia que crece

Según datos de la OMS, a nivel mundial:

• Más de 2.000 millones de adultos están por encima del rango de peso considerado *saludable*.

• 2 de cada 10 niños en edad escolar son obesos, y algunos padecen diabetes tipo 2, enfermedad que hasta hace pocos años sólo se presentaba en adultos. Además, es probable que muchos de ellos se transformen en adultos obesos, aumentando tanto las complicaciones sobre su salud como la carga sobre los presupuestos sanitarios que ya son insuficientes.

Los diversos estudios con los que cuenta el Ministerio de Sanidad y Política Social (Encuesta Nacional de Salud o Estudio EnKid) estiman que el 6,2% de la población infantil y juvenil española no desayuna habitualmente y que existe una relación clara entre este mal hábito alimenticio y la obesidad. El *estudio EnKid,* de 2001, dice que este problema se manifiesta en mayor magnitud a partir de los 14 años, con un pico máximo a los 18, y ocurre en el 9,8% de los varones y en el 7,8% de las mujeres, siendo además más frecuente en estratos económicos bajos.

La prevalencia de la obesidad (especialmente en la infancia, donde alcanza cifras alarmantes) y su tendencia ascendente durante las dos últimas décadas, han hecho que también se afiance en España el término de obesidad epidémica.

En la población adulta española (25-60 años) la prevalencia de obesidad es del 14,5% mientras que el sobrepeso asciende al 38,5%. Esto es, uno de cada dos adultos presenta un peso superior a lo recomendable. La obesidad es más frecuente en mujeres (17,5%) que en varones (13,2%). También se ha observado que la prevalencia de obesidad crece conforme aumenta la edad de las personas, alcanzando cifras del 21,6% y 33,9% en varones y mujeres de más de 55 años, respectivamente.

Más preocupante es el fenómeno de obesidad en la población infantil y juvenil (2-24 años), situada ya en el 13,9%, y la de sobrepeso, que está en el 12,4%. En este grupo de edad la prevalencia de obesidad es superior en varones (15,6%) que en mujeres (12%). Las mayores cifras se detectan en la prepubertad y, en concreto, en el grupo de edad de 6 a 12 años, con una prevalencia del 16,1%. En comparación con el resto de países de Europa, España se sitúa en una posición intermedia en el porcentaje de adultos obesos. Sin embargo, en lo que se refiere a la población infantil, nuestro país presenta una de las cifras más altas, sólo comparable a las de otros países mediterráneos. Así, en los niños españoles de 10 años la prevalencia de obesidad es sólo superada en Europa por los niños de Italia, Malta y Grecia. El número de niños obesos en nuestro país ha experimentado un aumento preocupante en la última década, provocado por los hábitos alimentarios y sedentarios.

••••

La cirugía de la obesidad o bariátrica (del griego *baros*= peso y *iatrein* = tratamiento) es una rama de la cirugía general. No se trata de una cirugía estética ni es una opción para todos los obesos.

••••

Es una opción para personas cuyo grado de obesidad los pone en riesgo de graves complicaciones e incluso de muerte, y que no han podido perder peso sostenidamente mediante otros métodos.

••••

Dentro de los procedimientos hemos incluido el balón intragástrico, que aunque no es quirúrgico sino endoscópico, se encuentra dentro de las opciones bariátricas para el tratamiento de la obesidad mórbida.

••••

Debido a su importancia, en este libro reunimos **toda la información científica actualizada y nuestra propia experiencia en el campo de la cirugía de la obesidad** para explicar, de un modo sencillo, todo lo que Ud. necesita saber: cuáles son las opciones, cómo funciona cada una de ellas, qué beneficios se pueden esperar, cuáles son sus requisitos, sus riesgos, y cómo podría cambiar su vida si decide operarse.

Para lograrlo, hemos aprovechado cada uno de los más de 45 años de experiencia personal y de equipo en el campo del tratamiento clínico de la obesidad, dentro de los cuales durante los últimos 5 años, y siempre de la mano de la evidencia científica, adoptamos la cirugía como una alternativa posible y necesaria para luchar contra esta afección tan compleja.

Al principio fue el **balón intragástrico**, procedimiento que introdujimos con los doctores Alfredo Genco y Julio Argonz -endoscopista-, y comenzamos a armar un equipo con el Dr. Carlos Pozzoni -anestesista-.

Posteriormente comenzamos a realizar la **cirugía bariátrica -banda gástrica y bypass gástrico-** con un equipo dirigido por el Dr. Daniel Caiña, integrado por los cirujanos Adrián Schneider y Fernando Torres Marín, la cardióloga Viviana Guzmán y la instrumentista Mariela Barreiro.

Desde **la parte clínica**, se incorporaron a esta experiencia, por orden alfabético, los doctores: Adrián Cormillot, Hernán Galdeano, Rosana La Regina y Natalia Nachón.

En el **área de nutrición** las licenciadas Laura Oliva, Cecilia Pérez Romanelli y Patricia Giacomelli. Además la Licenciada en Psicología Patricia Schweitzer, el Profesor de Actividad Física Sergio Verón y la Coordinadora terapéutica Graciela Moscarda.

Todos ellos han participado de diferentes maneras.

Para completar esta práctica, durante más de un año hemos investigado y analizado la información publicada sobre los procedimientos bariátricos en todo el mundo, con la colaboración de distintos profesionales del campo de la medicina interna, la cirugía, la nutrición, la psicología y la actividad física, entre otras especialidades.

La selección de la bibliografía especializada para la realización de este ejemplar se realizó entre importantes fuentes publicadas e investigaciones, libros sobre la materia, cientos de estudios clínicos, conclusiones de los últimos congresos de la especialidad y varias horas de entrevistas realizadas a pacientes que pasaron por la experiencia de una intervención bariátrica y se plasmaron en estas páginas como testimonios.

En síntesis, Ud. tiene en sus manos los conocimientos más actuales sobre la cirugía bariátrica, un completo y exhaustivo trabajo que incluye la más reciente información científica al que podrá acceder en estas páginas de un modo simple y ameno.
Para facilitar su lectura, encontrará:

- Una breve introducción al problema de la obesidad y su alarmante crecimiento: sus causas, complicaciones y tratamientos. Información sobre la obesidad mórbida, aquella con un grado de sobrepeso que dificulta su control por medios no quirúrgicos y para quienes suelen estar indicadas las cirugías de la obesidad.
- Cuáles son las opciones bariátricas: su evolución histórica, los resultados que se pueden esperar, sus complicaciones y cuidados especiales, y algunas recomendaciones importantes para antes y después de la cirugía.
- Cómo es el seguimiento después de un procedimiento bariátrico, etapa fundamental porque la cirugía es una parte importante pero no la única dentro de un tratamiento integral de la obesidad.
- Un apéndice que contiene tablas, tests y cuestionarios que le permitirán conocer más sobre su propia obesidad y la forma en la que está afectando su vida.

En definitiva, querido lector, la esencia de este libro ha sido pensada como una herramienta para ayudarlo a tomar una decisión o para acompañarlo en su tratamiento.
No intenta reemplazar la información que pueda brindarle su médico o el equipo de profesionales de un centro especializado, pues cada caso es diferente y son muchas las variables a tener en cuenta, tanto en lo que hace a los resultados como a los riesgos y complicaciones, por lo que los porcentajes y valores que aquí encontrará deben ser considerados sólo como una aproximación basada en distintas experiencias.

Es nuestro deseo que le sirva como un puente a una mejor calidad de vida, como un marco de motivación que le permita entender que...

Ud. no tiene *la culpa* de ser obeso, pero sí tiene la responsabilidad de tratarse, y para hacerlo necesita información, sentido común y la opinión de su médico.
¡Éxitos!

Dr. Alberto Cormillot

capítulo 1

Capítulo 1

La obesidad

Contenido:

- Qué es la obesidad
- Cuáles son sus causas
- Por qué cuesta tanto mantener la pérdida de peso
- Clasificación de la obesidad
- Complicaciones de la obesidad
- La pirámide del tratamiento de la obesidad

capítulo 1

Qué es

La obesidad es...

Una enfermedad crónica que se caracteriza por el aumento de la cantidad de tejido adiposo* (grasa), cuyas células pueden acrecentarse en tamaño y/o en número. Dicho aumento es producido por un desequilibrio en el que el consumo de calorías excede el gasto de energía del organismo durante un tiempo prolongado, lo cual se traduce en un incremento del peso.

Además de esta definición médica cabe agregar que la tendencia a la obesidad es una condición permanente, una vez que la persona ha engordado aunque logre bajar de peso y mantenerse la tendencia queda. Por lo tanto, quien tiene exceso de peso puede ser:

• Obeso: Es el que mantiene los kilos demás, convive con su enfermedad y las complicaciones que pueden aparecer por su causa durante toda la vida.

• Obeso controlado: Es el que logra un peso saludable por medio de un tratamiento adecuado pero, si no adopta y afianza conductas alimentarias saludables que debe respetar toda la vida- puede volver a subir de peso y, en algunos casos, sumar más kilos que los que había perdido.

• Obeso recuperado: Es el obeso controlado que aprendió a vivir comiendo con sobriedad y se mantiene en un peso saludable.

De aquí se desprende otro aspecto importante: **la persona obesa puede alcanzar el control o la recuperación, pero la obesidad no tiene cura en el sentido de adelgazar y olvidarse del problema.**

Piense en enfermedades que tuvo Ud. o alguien de su familia. Algunas de ellas, las agudas, duran poco, vienen y se van, ya sea solas (como un resfrío, por ejemplo) o con un tratamiento (el caso de una bronquitis).

Piense ahora en la cantidad de veces que escuchó que alguien con presión alta suspendió los remedios porque ***ya estaba curado***... ¿Qué pasó? La presión subió nuevamente. ¿Por qué? Porque hay algunas enfermedades (de hecho la mayoría de ellas hoy en día) que son **crónicas;** es decir, que **a diferencia de las agudas, se instalan y tienen una marcada tendencia a permanecer, salvo que la persona afectada la controle mediante un tratamiento adecuado.**

* QUÉ ES EL TEJIDO ADIPOSO

Aunque durante mucho tiempo se lo creyó únicamente como un *almacén pasivo* del exceso de grasa, en la actualidad se lo considera un **órgano endocrino** (como tiroides o páncreas) que constituye al cuerpo humano. ¿Por qué? Porque produce una gran cantidad de sustancias que llevan ***mensajes*** y ***órdenes*** a diversas partes del cuerpo.

ADEMÁS:

- Es una reserva de energía que el organismo puede utilizar cuando necesita.
- Actúa como amortiguador y aislante térmico.

Descubrimientos recientes

- ANTES... se pensaba que las únicas vías de la obesidad eran un aumento en el número de adipocitos (células grasas) durante la niñez *-hiperplasia-* o un aumento del volumen de dichas células durante la vida adulta *-hipertrofia-*.

- EN LA ACTUALIDAD... se sabe que al engordar aumenta el tamaño y también lo puede hacer la cantidad de células grasas.

Esta diferencia es importante porque quien está gordo y baja de peso, puede pensar que el problema está resuelto ya que cumplió su tratamiento. Sin embargo, para mantener sus logros deberá aprender un nuevo estilo de vida y ponerlo en práctica para siempre.
Veamos algunos ejemplos...

AGUDAS

- Resfriado
- Hepatitis
- Apendicitis
- Neumonía

CRÓNICAS

- Hipertensión
- Obesidad
- Diabetes
- Colesterol
- Artritis
- Asma
- HIV
- Cáncer
- Hipotiroidismo
- Adicciones/Alcoholismo

Cuáles son sus causas

La obesidad es de una **naturaleza compleja por lo que no tiene una única causa sino que combina...**

• Factores genéticos y metabólicos:
Son inherentes al origen fuertemente biológico de la enfermedad. Para comprender el papel de la **genética** es importante conocer **cómo se regula el peso corporal**, lo cual podría ayudarlo a responder el interrogante de **por qué, al comparar dos personas que comen lo mismo y se mueven de forma similar, una es obesa y la otra no.**

El cuerpo está formado por millones de células y, dentro de ellas, están los GENES, que determinan las características (como el peso, por ejemplo) e incluso influyen sobre el apetito, la forma de quemar la grasa y la respuesta del cuerpo a la sobrealimentación y la actividad física.

Tan importantes son los GENES, que también determinan la forma del cuerpo y la cantidad de kilos que cada persona puede aumentar.

El **adipostato** es un sistema que funciona en el **hipotálamo*** y **se encarga de regular la adiposidad (gordura) que es posible tener.**

¿Qué significa? Que todos los organismos tienen un peso que el cuerpo está **fisiológicamente programado para defender,** sin importar lo que se haga para modificarlo, ya que el adipostato se encargará de sostener en el tiempo el peso que cada persona alcanza al finalizar su etapa de desarrollo.

Sin embargo, ese ***perfecto sistema***, en el obeso está ***descompuesto*** (no roto). Es decir: tiene un punto de equilibrio diferente. Por esta razón, hay personas con sobrepeso de hasta 10, 30, 50, 100 kilos, o más.

• • • •

Adipostato
El nombre de este regulador surge porque el aumento o la disminución de peso se produce principalmente por la percepción por parte del hipotálamo de los cambios en la cantidad de tejido adiposo (grasa).

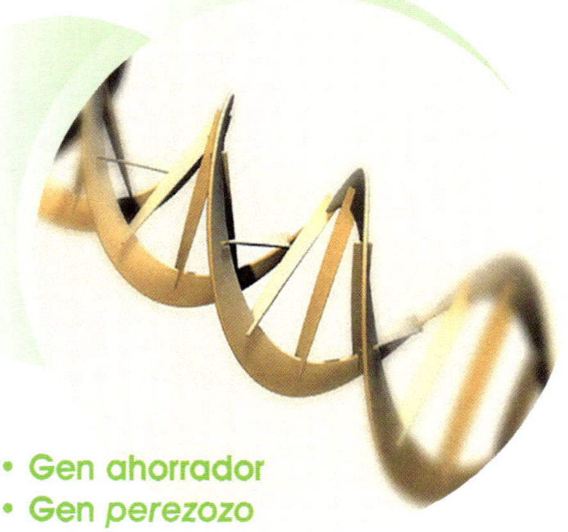

- **Gen ahorrador**
- **Gen *perezozo***
- **Gen *glotón***
- **Gen de quemar poca grasa**
- **Gen *muchas células***

Hoy se sabe que existen 5 tipos de genes implicados en la obesidad.

*Hipotálamo: Parte del sistema nervioso localizado en la base del cerebro. Su misión es garantizar el equilibrio de varias funciones del cuerpo (homeostasis).

••••

En la actualidad se denomina *obeso mórbido* a quien tiene un exceso de peso mayor a 30 ó 40 kilos. Es, en realidad, una denominación arbitraria, ya que hay personas que tienen muy complicada su salud con 20 kilos de más.

••••

Y una vez que queda definido el peso máximo, al llegar a él no engordará más -aunque siga comiendo lo mismo- ya que el cuerpo tratará de mantenerlo de por vida; es decir: hará todo lo posible por mantenerse gordo.

Además, esta tendencia o predisposición hereditaria a la obesidad se manifiesta especialmente en la distribución de la grasa corporal determinando la forma del cuerpo.

(Pera** y **Manzana ver pág 27).

En general, casi siempre se relaciona con cómo son los padres, pero en ocasiones esto no sucede, y las causas aún son desconocidas. Por ejemplo, se ha observado que:

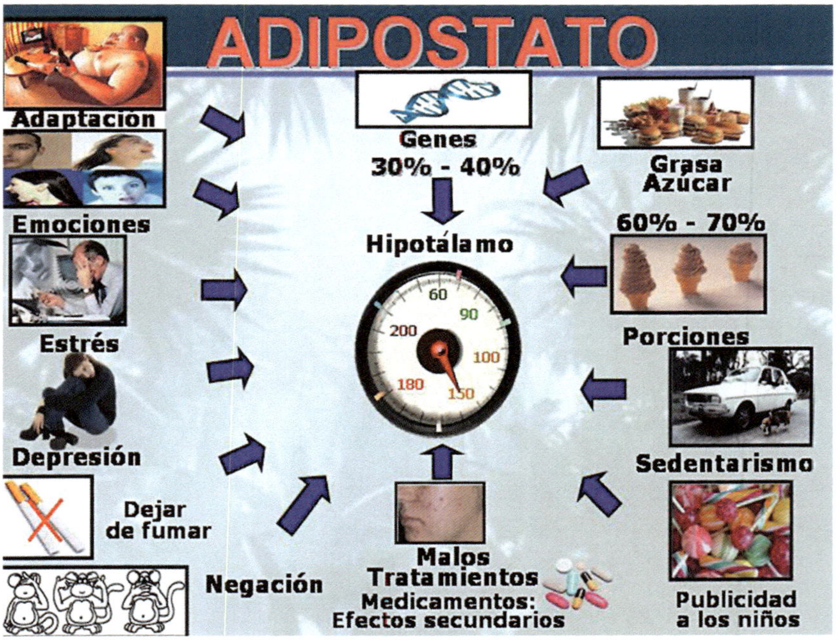

• El hijo de personas con normopeso que se cría entre obesos puede, por transmisión de hábitos, desarrollar.

• El hijo de personas con normopeso que se cría entre obesos puede, por transmisión de hábitos, desarrollar obesidad.

• El hijo de padres obesos que se cría entre obesos recuperados es posible que no desarrolle obesidad. Quizá el aprendizaje y el ejemplo de las actitudes y conductas de sus padres sean más fuertes que la tendencia biológica.

Lo cierto es que una vez establecida, la **tendencia** a la obesidad **es para toda la vida.** Pero es sólo una predisposición; es decir: **no es una fatalidad inevitable o incontrolable.**

Tanto es así, que al modificar los hábitos de alimentación y movimiento, es posible bajar de peso y mantenerse tanto tiempo como duren los cambios.

El ADIPOSTATO viene programado por los genes, aunque el mecanismo del aumento de peso se pone en marcha como resultado de la comida que se ingiere y el poco -o ningún- movimiento que se realiza a diario, entre otros factores.

Por eso, lo más importante es tener presente que este **peso máximo programado puede re-programarse** si la forma de alimentarse y moverse cambian, haciendo posible que el cuerpo responda positivamente y defienda un peso más bajo.

Promueven un peso máximo relativamente alto	• Alimentación rica en azúcares (dulces, golosinas, productos de confitería) y grasas -en especial saturadas y trans-. • Sedentarismo.
Colaboran en el descenso del peso y con el mantenimiento	• Alimentación baja en grasas y azúcares y rica en carnes magras, hortalizas, frutas y cereales integrales. • Tener una vida activa.

Algunas características se transmiten en forma absoluta (color de ojos, piel o cabello). Otras, en cambio, se relacionan con las condiciones o estilo de vida, como la estatura y el peso.

EN CONCLUSIÓN...

Los genes pueden determinar -o no- una tendencia que sólo se manifiesta si se agregan los hábitos del estilo de vida que conforman los otros factores que causan la obesidad.

Así se manifiesta la PREDISPOSICIÓN HEREDITARIA

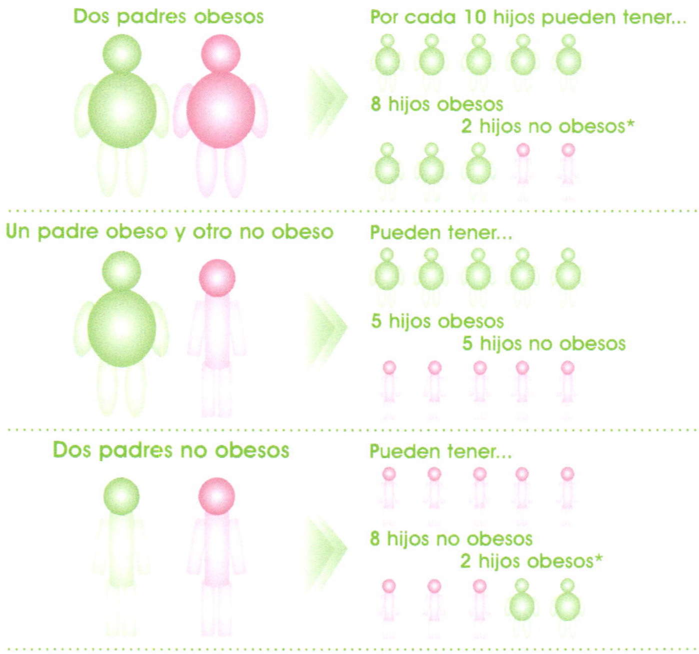

*Se desconocen las causas de este ***salto*** en la herencia.

Cuáles son sus causas

FACTORES AMBIENTALES Y DE LA CONDUCTA:

Éstos influyen tanto en la expresión de la carga genética mencionada como en su perpetuidad en el tiempo. Conocidos como ambiente obesogénico, incluyen...

Según distintos estudios, cuanto más grande es la porción servida en el plato, más elevado es el riesgo de comer sin prestar atención a la sensación de hambre, ni a la cantidad de comida que se consume ni a las calorías que aporta.

• Consumo elevado de grasas saturadas y trans e hidratos de carbono simples (azúcares):

Estos alimentos producen menor saciedad, estimulan el apetito, favorecen el depósito de grasa en el organismo y dañan las arterias (especialmente las grasas saturadas y trans).

Su consumo se incrementó notablemente a partir de los cambios en el hábito de comer que pasó de la cocina casera al delivery y a los locales de comidas rápidas, cada vez más numerosos.

La preferencia por lo dulce o lo salado, lo cremoso o lo crocante y las grasas se adquiere en las primeras etapas de la vida y constituye uno de los aspectos más determinantes en la elección de las comidas.

• Porciones más grandes:

Junto a comer todo lo que hay en el plato (quizá influya el recuerdo de la porción que servía mamá, que solía ser la justa para cada uno) y a la competencia entre los delivery que, para conseguir clientela, aumentan las raciones.

• Sedentarismo: La falta de actividad física favorece el sobrepeso ya **que el cuerpo no logra gastar toda la energía que recibe a través de los alimentos.**

Esta marcada tendencia comenzó hace poco más de medio siglo debido a la industria del confort, la multiplicación de los medios de transporte y los trabajos de escritorio.

Por qué cuesta tanto mantener la pérdida de peso

Luego de ver que la obesidad es una **enfermedad crónica que requiere un tratamiento crónico,** quizá haya encontrado una parte de la respuesta a esta pregunta.
El resto se debe a que muchas personas no realizan cambios en el estilo de vida que sean perdurables, y así se suceden los tratamientos y el *sube y baja* de los kilos constantemente.

El gran desafío es tomar conciencia de que el énfasis no sólo hay que ponerlo en el período de adelgazamiento, sino en **mantener los logros.**
En el caso de la **obesidad mórbida,** el grado de enfermedad dificulta la aplicación exclusiva de la combinación ***dieta + ejercicio + cambio de actitudes,*** que resulta exitosa y representa la recuperación para quienes tienen un exceso de peso menor.

Para ellos la medicina desarrolló otras alternativas terapéuticas específicas y complementarias, como la CIRUGÍA BARIÁTRICA.

• • • •

La forma de perder peso no tiene secretos: la cantidad de calorías incorporadas a través de las comidas debe ser menor a la que se gasta con la actividad diaria o mediante el ejercicio físico. Y así como esta *fórmula* funciona para el adelgazamiento, sigue siendo efectiva para el mantenimiento, aunque una vez que los logros han sido alcanzados muchos creen, erróneamente, que no hace falta seguir el tratamiento.

• • • •

Clasificación de la obesidad

- Índice de Masa Corporal
- Circunferencia de la cintura
- Índice Cintura Cadera
- Peso ideal, peso posible y porcentaje de exceso de peso

Índice de Masa Corporal

Para clasificar el **grado de obesidad** se establece la relación entre el peso y la altura de la persona. La unidad más utilizada se denomina Índice de Masa Corporal (IMC). Para conocer el suyo, sólo tiene que utilizar una sencilla fórmula:

Peso (kg) | Altura x Altura

Por ejemplo: María pesa 72 kg y mide 1,63 m. Entonces...

1° 72 | 1,63 x 1,63 >>

2° 1,63
x 1,63
2,656

72 | 2,656

3° **I.M.C.=27,10**

El IMC se considera...

- Menos de 18,5 = DELGADEZ (debajo del peso saludable)
- Entre 18,5 y 24,9 = NORMAL
- Igual o superior a 25 = OBESIDAD

¿Cómo se clasifica la obesidad?

La Organización Mundial de la Salud utiliza la siguiente tabla*:

Para conocer su IMC encontrará, además, tablas en el APÉNDICE. También puede consultarlo fácilmente en el sitio

www.drcormillot.com

Grados de peso	IMC
Por debajo del peso saludable	Menos de 18,5
Peso saludable	18,5 a 24,9
Sobrepeso o pre-obesidad	25 a 29,9
Obesidad grado 1	30 a 34,9
Obesidad grado 2	35 a 39,9
Obesidad grado 3 (severa)	40 o más

*Esta clasificación es para mayores de 18 años y puede variar según la raza.

Aunque se trata de una clasificación útil e incluso usada internacionalmente, de acuerdo a nuestra experiencia es importante distinguir con mayor precisión los grados de obesidad, ya que no es lo mismo un IMC de 40 que uno de 50 ó 60.

¿Por qué? **Porque la salud empeora con el peso, y los riesgos y la calidad de vida cambian de acuerdo al rango considerado.**

Es decir: a medida que se avanza en los grados de obesidad, **se suman progresivamente nuevas comorbilidades** (enfermedades relacionadas con el exceso de peso) y **dificultades** (en la movilidad, la capacidad para higienizarse, trabajar y desempeñarse en forma autónoma, entre otras).

Por todo esto, consideramos que la siguiente clasificación resulta de mayor utilidad para evaluar el riesgo de complicaciones relacionadas con el peso:

PARA TENER EN CUENTA...

La persona que tiene 40 kilos omás de sobrepeso o un IMC de 35, padece obesidad mórbida, lo cual implica una mayor cantidad de complicaciones importantes y un grave deterioro de la calidad de vida.

Ver tabla de *Complicaciones de la obesidad* en el Apéndice.

Grados de peso Obesidad	IMC	Exceso de kilos (aproximado)	Riesgo de complicaciones
BAJO PESO			
Bajo peso	Menos de 18,5	--	Leve a severo
NORMAL			
Normopeso	18,5 a 24,29	--	Bajo
OBESIDAD			
Obesidad I	25 a 29,9	1 a 15	Promedio
Obesidad II	30 a 34,9	15 a 35	Moderado
HIPEROBESIDAD - OBESIDAD MÓRBIDA			
Obesidad III	35 a 39,9	35 a 50	Severo
Obesidad IV	40 a 49,9	50 a 80	Muy severo
SUPEROBESIDAD - OBESIDAD MÓRBIDA			
Obesidad V	50 a 64,9	80 a 110	Muy severo
Obesidad VI	65 a 79,9	110 a 150	Muy severo
Obesidad VII	80 a 99,9	150 a 200	Muy severo
Obesidad VIII	100 ó más	+ de 200	Muy severo

En el Apéndice encontrará un cuadro más completo sobre grados de obesidad

Circunferencia de la cintura

El grado de obesidad según la clasificación del IMC no es el único indicador del riesgo, ya que **el tipo de obesidad es otro factor que incide en la clase de complicaciones que el exceso de peso tiene sobre la salud.** De ambos *tipos* de obesidad, **la forma de *manzana* es la que presenta mayor riesgo de desarrollar enfermedades graves** -ver *¿Manzana o pera?*- porque es la que concentra mayor grasa en el abdomen, situación conocida como **obesidad abdominal.**

Por eso, **si una persona presenta este tipo de obesidad deberá añadir un grado más al que le correspondería por su IMC.** Esto es especialmente importante para quienes tienen un IMC NORMAL y OBESIDAD GRADO 1. En los obesos mórbidos, con un IMC mayor a 35, la obesidad abdominal no agrega más riesgo al que ya padecen debido a su peso.

Por ejemplo:

Quien tenga un IMC = 29 correspondiente a OBESIDAD GRADO 1, pero la circunferencia de su cintura sea de 105 cm, tendrá OBESIDAD GRADO 2, y un mayor riesgo de sufrir enfermedades cardiovasculares.

¿Tiene obesidad abdominal?

Para saberlo, mida la circunferencia de la cintura a la altura del ombligo, utilizando una cinta métrica común **y sin estirarla mientras toma la medida.**

Asegúrese de que el centímetro no está comprimiendo la piel y esté ubicado paralelo al piso. La medida debe tomarse después de largar el aire con una respiración normal.

Si la circunferencia de su cintura es:

- MUJER: Más de 85 cm.
- HOMBRE: Más de 95 cm.

Ud. tiene un riesgo aumentado de padecer enfermedades relacionadas con la obesidad abdominal.

¿MANZANA O PERA?

Antes se creía que la distribución de la grasa *mala* se concentraba en la forma corporal de manzana o pera.

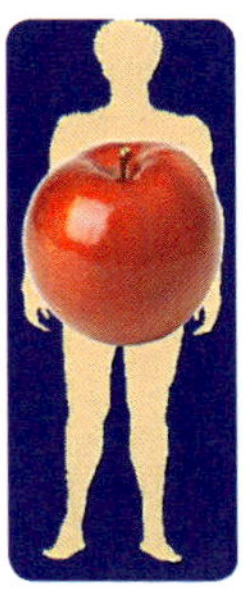

LA MANZANA

LA GRASA MÁS *TÓXICA*

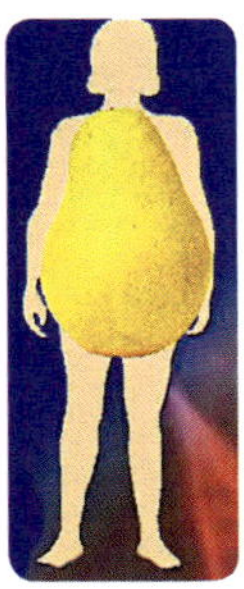

LA PERA

En la actualidad, se sabe que la distribución de la grasa superior también es *tóxica*.

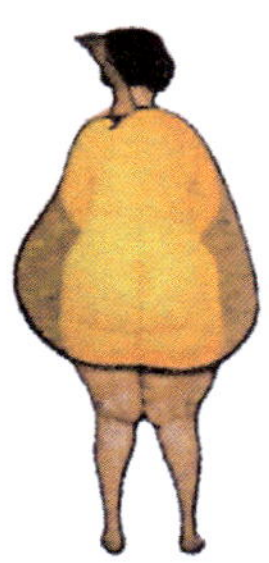

COMPLICACIONES MODERADAS

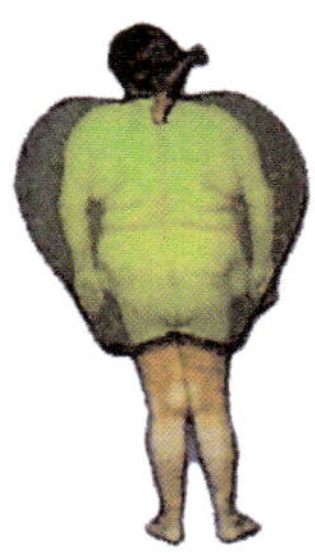

MÁS COMPLICACIONES

Últimamente se le está dando mayor importancia a la medida de las caderas porque se han encontrado factores protectores de la salud cardiovascular en la grasa localizada en dicha zona.

También puede haber complicaciones según la ubicación de la grasa en otras partes del cuerpo.

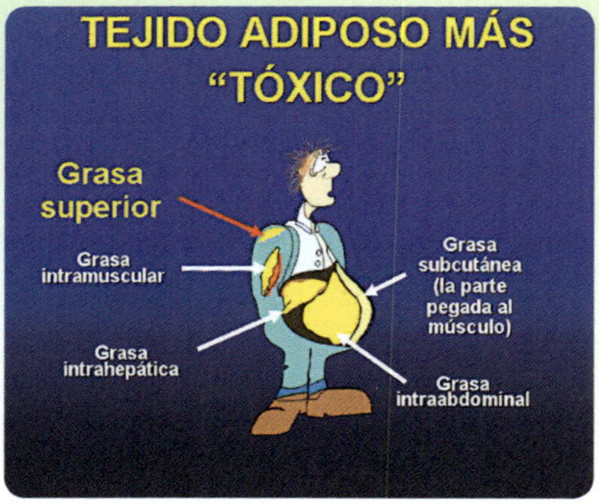

Esto se debe a que **cada adipocito** -célula grasa- **actúa como una verdadera glándula endocrina** que segrega **algunas sustancias protectoras** (tales como **leptina** y **adiponectina**) **cuyo funcionamiento SE DETERIORA CON EL AUMENTO DE PESO, especialmente cuando la grasa se localiza en:**

- Hombros y espalda.
- Parte interior del abdomen -obesidad abdominal-.
- Hígado.
- Dentro del músculo.

La forma de *manzana* es más frecuente en hombres, aunque algunas mujeres obesas -especialmente después de la menopausia- pueden tener ese tipo de obesidad e, inversamente, algunos hombres pueden presentar forma de "pera".

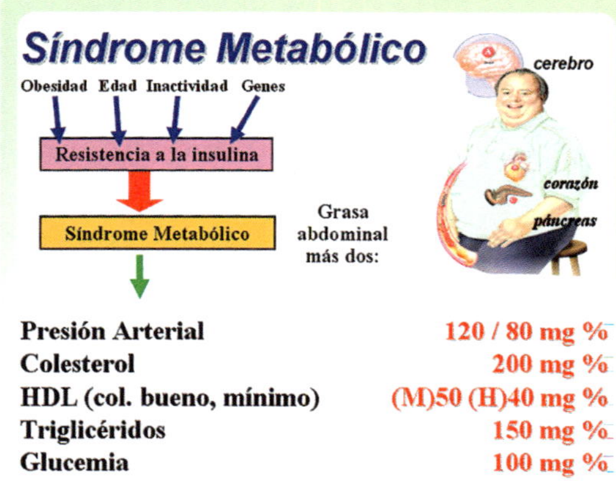

De esta manera el aumento de peso favorece:

- El aumento de...
  - La presión arterial, dificultando el funcionamiento de la insulina que puede conducir a la diabetes.
  - La facilidad de la sangre para formar coágulos.
  - El colesterol y los triglicéridos (dislipemia).
- El riesgo de:
  - Síndrome metabólico.
  - Distintos tipos de cáncer.
  - Enfermedades cardiovasculares.
  - La disminución de la fertilidad.

Más datos en *Complicaciones de la obesidad*, página 31.

Índice Cintura Cadera

Otra forma de **medir la distribución de la grasa es el Índice Cintura Cadera (ICC).**
Para conocer el suyo, sólo tiene que dividir la circunferencia de su cintura por la circunferencia de su cadera.

Circunferencia de la Cintura	Circunferencia de la Cadera
98	**110**
I.C.C.	**0,89**

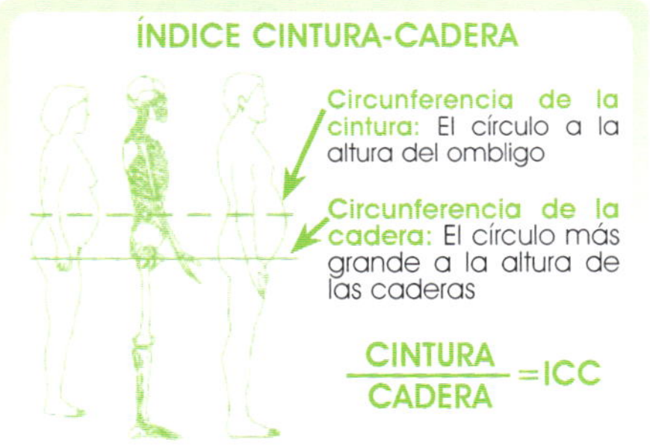

ÍNDICE CINTURA-CADERA
Circunferencia de la cintura: El círculo a la altura del ombligo
Circunferencia de la cadera: El círculo más grande a la altura de las caderas
CINTURA / CADERA =ICC

CÓMO CALCULAR SU ICC

1.Mida la circunferencia de la cintura. Tome nota.
2.Mida la circunferencia de la cadera colocando la cinta métrica a la altura de la articulación de la cadera (por lo general, la parte más ancha de los muslos). Tome nota.
3.Divida la medida de su cintura por la medida de su cadera. El resultado será el Índice Cintura Cadera.

Al igual que sucede con la medida de la cintura...

- Si el ICC es de Alto Riesgo, también aumenta el riesgo de complicaciones, aún en personas cuyo IMC es normal.
- Si una persona tiene un IMC elevado o un ICC igualmente elevado, su riesgo será aún mayor que el de quienes tengan sólo un IMC elevado.

Si el valor final es:

HOMBRE	MUJER	DIAGNÓSTICO
Más de 1	Más de 0,85	ALTO RIESGO
De 0,90 a 1	De 0,80 a 0,85	Zona Gris: Precaución
Menos de 0,90	Menos de 0,80	BAJO Riesgo

Peso ideal y peso posible

Más allá de las distintas formas de *medir* la obesidad, cada persona tiene un *rango* de peso saludable o ***peso ideal***, que equivale al **peso en el que gozaría de mejor salud si nunca hubiera sido gorda.**

Todos los kilos que sume por encima de ese peso ideal representan el exceso de peso.

En las personas obesas, en cambio, numerosas veces el cuerpo *se resiste* a alcanzar ese *peso ideal* -aún después de una cirugía- razón por la que el objetivo es alcanzar un ***peso posible.***

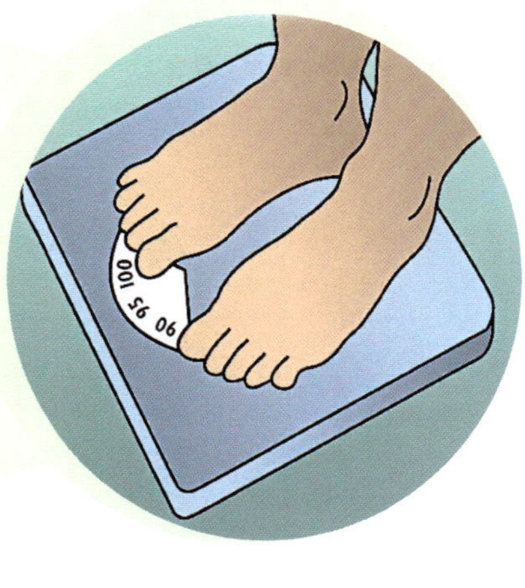

En otras palabras...
No todos pueden volver al peso que tenían a los 20 años y mantenerlo indefinidamente... **Pero sí pueden lograr cambios significativos sobre su salud y su apariencia.**

Porcentaje de exceso de peso

En este libro en particular, y en el campo de la cirugía bariátrica en general, **la pérdida de peso se mide en relación al exceso de peso y no simplemente contando los kilos perdidos.** Por ejemplo: Si una persona pesa 200 kilos y tiene 140 de exceso, al bajar 84 kilos habrá conseguido una pérdida aproximada del 60% del exceso.
Este porcentaje es igual al que una persona de 90 kilos con 40 de exceso alcanza si baja 25. Aunque la cantidad de kilos es muy distinta, **la reducción en porcentaje del exceso de peso es la misma**, y por lo tanto, *los beneficios para la salud serán similares*.
En esos casos, las cirugías de la obesidad son consideradas la mejor opción terapéutica disponible pues inducen **una importante pérdida de peso sostenible a largo plazo que ronda entre un 50 y un 80% del exceso de peso del paciente.**

En el peso posible influyen la edad, el tiempo convivido con los kilos de más y el grado de obesidad.

Para conocer su PESO IDEAL y PESO POSIBLE encontrará tablas en el APÉNDICE.
También puede consultarlo fácilmente en el sitio. **www.drcormillot.com**

Testimonio

Como muchos obesos mórbidos, E. L. - 50 años, Bypass Gástrico - sabe lo frustrante que pueden ser las *soluciones mágicas* para perder peso:

Probé de todo para perder peso. Además de las dietas, tomé anfetaminas. Me ponían loco: no dormía, transpiraba, me sentía mal. Pero bajaba mucho y era lo único que importaba. Claro que bajaba 18 kilos, dejaba las pastillas, y entonces subía 25, con lo que terminaba siendo peor. También probé acupuntura, inyecciones para quemar la grasa -que eran carísimas-, suplementos, yuyos... Siempre buscaba soluciones mágicas. *Lo que empezaba no lo terminaba. Hacía una semana de dieta y largaba. Pensaba: ¿para qué la voy a hacer si pasarán meses y meses antes de ver algún resultado? Poco antes de la operación había logrado bajar entre 100 y 120 kilos con dieta, pero los fines de semana me escapaba y subía 7 kilos y medio en dos días; me comía todo. Organizaba reuniones, asados... No me importaba nada. Después me acordaba, me insultaba y sufría mucho... pero ya estaba hecho.*

capítulo 1

Complicaciones de la obesidad

- Físicas
- Psicológicas
- Sociales
- Económicas

Complicaciones físicas

El interés científico que concentró la obesidad en las últimas décadas se debe tanto a su prevalencia (se la considera una *epidemia*) como a la gran cantidad de enfermedades asociadas -de distinta gravedad según el exceso de peso-, entre las que se destacan las afecciones:

- Cardiovasculares.
- Respiratorias.
- Metabólicas.

El cuadro de la página siguiente repasa algunas de las complicaciones más importantes. Para una lista más exhaustiva, vea el APÉNDICE al final del libro.

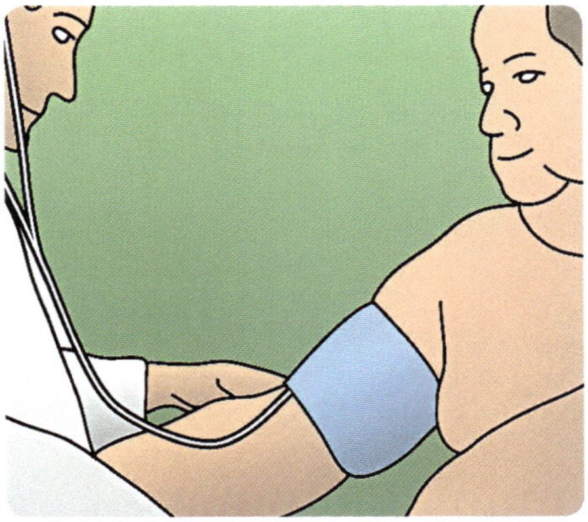

EN CONJUNTO, LAS ENFERMEDADES RELACIONADAS CON LA OBESIDAD MÓRBIDA aumentan la mortalidad anual más de 10 veces.

Más exceso de peso, más (y peores) complicaciones

El daño que produce la obesidad aumenta en forma proporcional al exceso de peso. En el caso de la obesidad mórbida, las complicaciones y los índices de mortalidad por todas las causas (especialmente por factores cardiovasculares) aumentan entre un 50 y un 100%. A esto hay que sumar el grave deterioro de la calidad de vida, que puede afectar desde la capacidad para desplazarse y realizar tareas cotidianas por artrosis, por ejemplo (como ponerse un par de medias, caminar, subir escaleras o sentarse en una silla), hasta la capacidad de higienizarse solo, dormir e incluso mantener relaciones sexuales satisfactorias. Paralelamente, perder peso y luego mantenerlo suele ser más difícil en las personas con mayores niveles de obesidad.

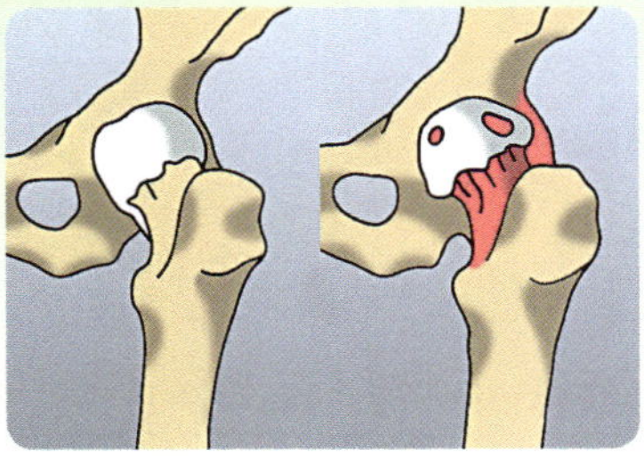

RECUERDE:

Al final del libro encontrará una serie de cuestionarios que le permitirán conocer hasta qué punto la obesidad está interfiriendo con su vida. Esto puede resultarle útil para evaluar la conveniencia o no de una opción bariátrica.

Complicaciones	Comentarios
Presión arterial elevada (HIPERTENSIÓN)	La asociación entre obesidad e hipertensión puede dar lugar a: ● Agrandamiento del corazón (hipertrofia), que a su vez aumenta las probabilidades de desarrollar insuficiencia cardíaca. ● Aumento del riesgo de infarto cerebral, daño al tejido cerebral como consecuencia de la interrupción del suministro de sangre (accidente cerebrovascular o ACV). **La aparición de hipertensión entre las personas obesas es entre 2 y 3 veces mayor que en las personas sin sobrepeso.**
Alteración de lípidos sanguíneos (DISLIPEMIAS)	Los niveles de colesterol HDL (*bueno*), que disminuye el riesgo de enfermedad coronaria, son menores en las personas obesas mientras que el colesterol total, el colesterol LDL (*malo*) y los triglicéridos suelen ser altos. Esto implica un mayor riesgo de endurecimiento de las arterias (ateroesclerosis). **El riesgo de colesterol elevado es aproximadamente 4 veces mayor en las personas obesas que en las personas de peso normal.**
Síndrome metabólico	Conjunto de alteraciones que aumentan las posibilidades de sufrir enfermedad cardíaca y coronaria, infartos y accidente cerebrovascular. Su descripción es relativamente nueva, y para su diagnóstico se toman en cuenta el perímetro abdominal (85 cm para la mujer y 95 cm para el hombre), el aumento de lípidos en sangre, la presión arterial elevada y el aumento del nivel de glucosa -azúcar- en la sangre. Está asociado a la resistencia a la insulina y produce daño en las arterias. **El síndrome metabólico predispone de 1,5 a 4 veces más al riesgo del desarrollo de enfermedad cardiovascular, principalmente en obesos, diabéticos, fumadores e hipertensos.**
Resistencia a la Insulina	La insulina es una hormona que ayuda al cuerpo a usar como combustible el azúcar proveniente de la comida que se ingiere. La *resistencia* se produce cuando la grasa, especialmente abdominal, produce sustancias que impiden el buen funcionamiento de la insulina, obligando al páncreas a producirla en mayor cantidad, lo que eleva el apetito, facilita la producción de más grasa y daña las arterias. **Una de sus consecuencias es la acantosis nigricans, oscurcimiento de la piel principalmente en cuello, axilas, ingle y nudillos.**
Diabetes tipo 2	Además de factores genéticos, el estilo de vida sedentario y el exceso de calorías (y no el alto consumo de azúcar y dulces, como suele creerse) característicos de la obesidad están entre los factores más importantes de predisposición a la diabetes. Se calcula que más de la mitad de todos los casos de diabetes serían eliminados si pudiera prevenirse el aumento de peso en los adultos. **El 90% de los casos de diabetes son tipo 2. El 80% de las personas con diabetes tipo 2 son obesas.**

Complicaciones de la obesidad

Complicaciones	Comentarios
Enfermedad por insuficiencia venosa	El aumento de la presión abdominal por acumulación de grasa hace que a las venas les resulte más dificultoso conducir la sangre desde las piernas de regreso al corazón, lo que produce retención de líquido (*edema*) y várices (*agrandamiento de las venas de las piernas*). Cuando se produce en las venas que circundan el ano favorece el desarrollo de hemorroides. **En los casos más graves de obesidad, la insuficiencia venosa aumenta las probabilidades de sufrir trombosis (obstrucción de las venas) en las piernas y tromboembolismo pulmonar (obstrucción de una arteria en los pulmones debido a un coágulo sanguíneo).**
Hígado graso	La obesidad abdominal predispone a la infiltración de grasa en el hígado (esteatosis hepática), lo que produce un agrandamiento del hígado y una mayor propensión a desarrollar enfermedades más severas como la cirrosis.
Cálculos biliares	Son pequeñas *piedrecitas* (litiasis) generalmente de colesterol, que se forman en la vesícula y suelen producir molestias después de alimentarse. En algunos casos pueden aumentar de tamaño y obstruir la salida de dicho órgano provocando dolor en el abdomen e inflamación de la vesícula. En algunos casos requiere de una cirugía para extraerla. **Aparecen 3 ó 4 veces más a menudo en personas obesas que en quienes tienen peso normal.**
Trastornos respiratorios	El **síndrome de Pickwick** es uno de los trastornos respiratorios y se caracteriza por la presencia de dos complicaciones: **1. APNEA DE SUEÑO:** Interrupciones en la respiración durante el sueño dificultando el descanso y la oxigenación de los tejidos, lo que a su vez conduce al agravamiento de problemas como hipertensión, dislipemia y alteraciones en el estado de ánimo, entre otras. (En el APÉNDICE, pág.154, encontrará un cuestionario que le permitirá descubrir si padece esta afección). **2. SÍNDROME DE HIPOVENTILACIÓN:** Originado por una menor expansión del tórax causada por la presencia de tejido adiposo, sumado a la presión ejercida sobre los pulmones por la acumulación de grasa abdominal que dificulta la respiración. Estas enfermedades pueden tener consecuencias también durante el día, provocando estados de *sueño incontrolable (narcolepsia).* Otro trastorno vinculado con la respiración son los **ronquidos** y la **falta de aire** (disnea) con esfuerzos leves.
Cáncer	Los hombres con exceso de peso presentan un índice significativamente mayor de cáncer de próstata, colon y esófago; mientras que las mujeres con obesidad presentan mayor probabilidad de desarrollar cáncer de útero, ovario y, después de la menopausia, de mama. El exceso de peso también está vinculado al desarrollo de cáncer de páncreas, vejiga, hígado y riñón.

Complicaciones	Comentarios
Artrosis	Este trastorno de las articulaciones afecta especialmente las rodillas, cadera y espalda. El peso ejerce presión sobre las articulaciones desgastando los cartílagos. **Las personas obesas tienen 6 veces más posibilidades de padecer artrosis de rodilla que individuos de peso normal.**
Gota	Enfermedad de las articulaciones causada por altos niveles de ácido úrico en sangre, ocasionando ataques repentinos y fuertes de dolor e hipersensibilidad, enrojecimiento, calor e hinchazón en articulaciones pequeñas (el dedo gordo del pie suele ser la primera).
Disfunciones hormonales	La grasa facilita la producción de estrógenos como si existiera un *tercer ovario*. Este exceso de hormonas puede producir infertilidad, hipermenorrea y síndrome de ovario poliquístico (también asociado con el aumento de la insulina).
Complicación en el embarazo	La obesidad aumenta el riesgo de hipertensión y de diabetes gestacional -que se desarrolla durante el embarazo-, entre muchas otras complicaciones. Además, las mujeres obesas tienen mayor probabilidad de enfrentar problemas durante el trabajo de parto, que suele ser más prolongado.
Dificultades en el diagnóstico y tratamiento médico	Muchos obesos no pueden acceder a diagnósticos o tratamientos debido a que exceden el peso permitido por dispositivos como el tomógrafo o el resonador magnético. En ocasiones, resulta difícil medir la presión arterial debido a las dimensiones del brazo. En otros casos no pueden acceder a tratamientos quirúrgicos simplemente porque la camilla no soporta el peso.
Mortalidad	El riesgo de mortalidad por todas las causas es entre un 50 y un 100% mayor respecto a las personas de peso normal.

Aún cuando muchas de las enfermedades mencionadas en el cuadro anterior son de gravedad, algunas potencialmente fatales, y todas ellas exigen medidas de prevención y control, **muchos obesos mórbidos no perciben el peligro que suponen sino hasta que están ya avanzadas. De hecho la menor movilidad suele ser un motivador mayor que otros problemas más serios de salud como la diabetes o la hipertensión.**

Otras dificultades que inciden en la calidad de vida son:

- Agilidad notablemente disminuida.
- Problemas de higiene personal.
- Complicaciones psicológicas.
- Complicaciones sociales.

Testimonios

D.A. (38 años) conoce en forma personal las dificultades que tienen los obesos mórbidos para recibir atención médica adecuada.

Mi calvario empezó en agosto de 2004. Estaba trabajando en mi negocio cuando empecé a sentir un olor persistente. Como debido a mi obesidad tenía muchos pliegues en la piel, sabía que tenía que higienizarme muy seguido, y lo primero que hice fue ir al baño y lavarme lo mejor que pude. Pero al otro día el olor seguía, así que limpié de arriba a abajo el negocio, compré desodorantes; hasta usé soda cáustica para lavar los pisos, pero nada. Al tercer o cuarto día noté que mi ropa estaba sucia y no sabía por qué. Instintivamente me toqué la zona bajo la panza y sentí un olor nauseabundo, pero ni siquiera entonces presté la suficiente atención. Aunque a muchos les pueda extrañar, las personas con tanto peso y tantos pliegues en la piel nos acostumbramos a algunos olores. Dos días después el olor era mucho más intenso y la piel comenzó a descascararse. Cuando fui al hospital, la parte inferior de mi panza estaba entre rojiza y negra, pero yo no podía verla ya que quedaba oculta por los pliegues. De inmediato me internaron por una infección gravísima. Me vieron 12 cirujanos y nadie me quería tocar. No me querían atender porque para ellos una persona de 280 kilos es un paciente de mucho riesgo. Directamente me decían en este centro no lo podemos tratar.

••••

Con 60 años, M.P. llegó a pesar 163 kilos. Como muchas personas que sufren de obesidad mórbida, había intentado toda clase de dietas y métodos para bajar de peso. Finalmente, su salud la convenció de que tenía que operarse. Se le realizó un bypass gástrico.

Mi familia estaba muy preocupada por mi salud, sobre todo mi hijo que vive fuera del país. Cada vez que hablábamos me pedía que adelgazara. Tenía gota y la presión muy alta, y aunque tomaba la medicación para controlarla, había veces que se disparaba. Mi colesterol estaba muy mal; al igual que los triglicéridos. Lo que más me dolía era que casi no podía moverme. Me costaba mucho salir de la casa. Antes podía caminar unas cuadras hasta el almacén, pero después ni siquiera eso. No podía hacer muchas cosas sin auto, y para hacer las compras tenía que llamar un remise. Llegó un momento en que tuve que comer en la cama y hasta ir al baño era un sufrimiento porque me dolía todo.

Complicaciones psicológicas

Las consecuencias psicológicas de la obesidad pueden ser tan preocupantes como las físicas, y a menudo se encuentran ambas en estrecha relación. Las mismas incluyen:

•Problemas anímicos:
- Ansiedad/Baja autoestima.

•Depresión:
Suele estar asociada con la dificultad para perder peso sostenidamente, creando un círculo vicioso difícil de romper.

•Dificultades en la vida sexual:
- A veces, por menor movilidad y problemas respiratorios.
- En otros casos, por la disminución en la producción de hormonas sexuales que reduce la libido o deseo sexual.

La principal razón, sin embargo, la **insatisfacción con el propio cuerpo** hace que muchos obesos se sientan sin atractivo sexual o con miedo exagerado al ridículo o al rechazo y, como consecuencia, prefieren evitar los encuentros íntimos.

•Trastornos de la alimentación:

•Desorden por atracón o comer compulsivo: En esta enfermedad la persona come compulsivamente de manera descontrolada y en secreto una gran cantidad de alimentos, en un tiempo muy corto, y con sensación de descontrol. A diferencia de la bulimia nerviosa, no desarrolla conductas compensatorias y es seguida de culpa.

•Atracón nocturno o síndrome de comedor nocturno: Acto de despertar y levantarse de la cama para comer. No debe ser confundido con aquellas personas que padecen insomnio y comen porque no pueden dormir, porque en este caso el desorden alimentario es secundario al trastorno del sueño. Es más frecuente en el sexo masculino y está caracterizado por:

1. Comer en la noche gran cantidad de comida.
2. Anorexia matutina -inapetencia-.
3. Insomnio o alteraciones del sueño.

Para más datos ver APÉNDICE, *Comedor Nocturno*, pág. 175.

✔ **Bulimia nerviosa:** Se caracteriza por grandes ingestas seguidas de ayunos o métodos de compensación: vómitos, abuso de laxantes y/o diuréticos, actividad física excesiva, enemas, entre otros.

Aunque menos comunes, otras complicaciones psicológicas pueden ser:

•Alteraciones serias del esquema corporal: Percepción distorsionada del propio cuerpo que hace que se vea más gordo de lo que es, o que haya adelgazado y siga viéndose con mucho sobrepeso.

•Fobia social: Temor intenso y persistente en situaciones sociales con otros que no pertenecen a su ámbito familiar o a la posible evaluación por parte de los demás. Por ejemplo: hablar o comer en público, asistir a una cita amorosa, mirar directamente a los ojos.

Complicaciones sociales

Puede aparecer, además:

- **Aislamiento**
- **Problemas de relación**
- **Exclusión de ciertas ocupaciones y dificultad para obtener buenos trabajos:**

A pesar de que no existe ninguna evidencia que lo respalde, a menudo los obesos son representados como descuidados, perezosos y torpes.

- **Vestimenta limitada:**

En incontables ocasiones tienen también dificultades para encontrar ropa adecuada a su talle y cuando lo hacen, con frecuencia deben resignarse a comprar algo que realmente no les gusta.

- **Acceso restringido a asientos y pasillos:**

Muchos obesos no entran en los asientos del cine o el teatro, los colectivos o el avión. Otros tienen tal grado de sobrepeso que les cuesta desplazarse y encuentran que gran cantidad de lugares no están preparados para personas de su tamaño.

- **Alta tasa de deserción escolar**
- **Discriminación:**

Esta última quizá sea la más frecuente y, sin dudas, la complicación social que da origen al resto. Muchos afirman haber sido ridiculizados o insultados en lugares públicos como restaurantes, medios de transporte o salas de espectáculos. Incluso el personal de salud, que muchas veces desconoce las diversas facetas de la enfermedad, puede actuar a partir de prejuicios.

Esto, sumado a la presión social que sobrevalora la apariencia y la tendencia que marca que el ser delgado es una condición para el éxito, hace que la calidad de vida (*además de la salud*) de las personas que padecen obesidad mórbida se vea disminuida notablemente.

En un estudio científico, pacientes con obesidad mórbida afirmaron que preferían tener peso normal y ser discapacitados (sordos, disléxicos, ciegos, o tener una sola pierna) a ser obesos. Menos dramática pero aún significativa fue la preferencia por ser de peso normal antes que obeso mórbido y multimillonario!

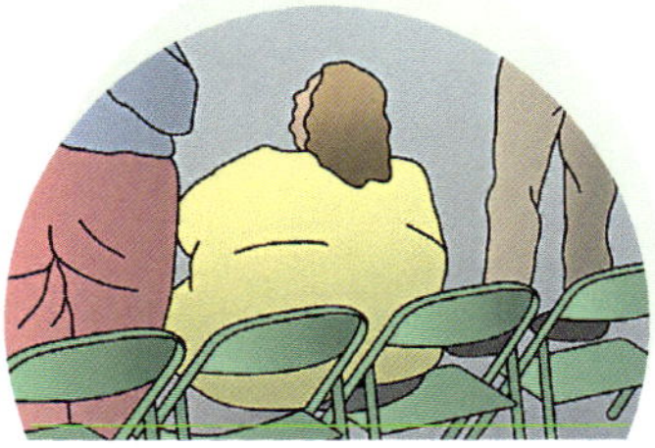

Muchos lugares públicos no están preparados para los obesos mórbidos.

Testimonio

E. L. Tenía muchos problemas para desplazarme y no podía estar parado más de un minuto. Me dolía la cintura, las piernas, todo. Tampoco podía sentarme en las sillas porque las rompía, al igual que los inodoros, las camas y todo lo que se pueda imaginar. Tuve que hacer una cama especial de nueve patas y reforzar los elásticos. Con 300 kilos, donde me apoyaba, rompía. Pero lo que más me dolía era la discriminación. Me discriminaron mis propios amigos y me discriminaban en mi casa. Por la calle, las cosas que me gritaban eran de terror. Personas que nunca había visto en mi vida me insultaban, me decían cierra la boca gordo h de p, deja el asado. *No sabes el daño que te hacen. Tampoco me olvido de la expresión de los chicos al verme,* Uy, mira qué gordo *decían, o se reían. Esas reacciones hacen mucho mal. Tampoco podía conseguir trabajo. Una vez, un amigo me recomendó para trabajar de chofer en una remisería -hacía poco que había tenido que vender mi auto-. Cuando llegué, la persona que me recibió llamó a mi amigo por teléfono y le dijo:* Me dijiste que era un gordo. Son dos. *Eso me mató. Me dolió tanto que a pesar de que necesitaba el trabajo me levanté y me fui. Estaba sumergido en un pozo depresivo; no quería vivir más. Había perdido la confianza en la gente y en mí mismo.*

● ● ● ●

Por eso, **el impacto de la discriminación, con sus secuelas de depresión y aislamiento no debe subestimarse**.

Complicaciones económicas

La obesidad también ocasiona mayores gastos por:

- **Inversión en modalidades ineficaces de reducción de peso.**
- **Tratamiento de diversas enfermedades provocadas por la obesidad.**
- **Consumo *extra* de alimentos.**
- **Vestimenta especial.**

Al momento de salir esta edición, en la Argentina los costos de la obesidad mórbida no están cubiertos oficialmente por el sistema de salud, aunque algunas obras sociales están aceptando cubrir las cirugías bariátricas.

Por otra parte, los hospitales públicos realizan estas cirugías, pero las listas son demasiado largas, y el tiempo de espera no es siempre posible de soportar para los obesos mórbidos.

Los obesos gastan (en comparación con personas de peso normal): ✓ 36% + en hospitales y consultas médicas, ✓ 77% + en remedios.

Así, aunque este tipo de intervenciones (incluyendo el seguimiento y posibles internaciones posteriores) puede ser costosa para algunos pacientes, las mejorías que induce la hacen más económica que el tratamiento de las comorbilidades asociadas a la obesidad mórbida si se comparan los gastos en el tiempo.

Esto sucede porque en la mayoría de los casos las medicaciones no curan estas enfermedades sino que moderan su gravedad y alivian los síntomas; mientras que la cirugía cura o mejora las enfermedades retrasando su progresión.

La obesidad es una *bomba de tiempo* en cualquier sistema de salud, y ha sido ignorada y descuidada como enfermedad. Todos los estudios de costos indican que en el largo plazo puede frustrar cualquier intento de contención del gasto en el cuidado de la salud.

capítulo 1

Testimonio

La historia de V.R.

El paciente V.R. de 44 años pesaba 237 kilos, padecía diabetes tipo2 y tenía gran dificultad para caminar debido a dolores en sus piernas causados por una artrosis invalidante. Su salud, además, era motivo de una depresión grave. V.R. había realizado numerosos tratamientos que, más allá de alguna reducción de peso ocasional, no habían producido resultados duraderos. Con este cuadro presentó a su obra social y a las autoridades de salud de su municipio una solicitud para acceder a una cirugía bariátrica. Su pedido fue rechazado. La depresión de V.R. se profundizó y terminó recluyéndose en su habitación sin comprender las numerosas objeciones por las cuales se le negaba un tratamiento que podía salvarle la vida.

Unas semanas más tarde, fue internado en terapia intensiva a raíz de una descompensación respiratoria. Como no eran especialistas en obesidad, los médicos que lo atendieron no comprendieron que esa enfermedad era la verdadera causa de la descompensación. Luego de 12 días de internación con asistencia mecánica y cuidados insuficientes -escaso personal, falta de conocimiento de la obesidad e instalaciones inadecuadas-, V.R. murió.

El costo total de su tratamiento en la unidad de cuidados intensivos ascendió a los 30.000 pesos, y si se hubiera contratado al personal suficiente para atenderlo el costo final hubiera superado los 35.000.

Si V.R. hubiera accedido a una cirugía bariátrica para tratar su obesidad estas cifras hubieran sido mucho más bajas. Y muy probablemente, todavía estaría con vida.

La pirámide del tratamiento de la obesidad

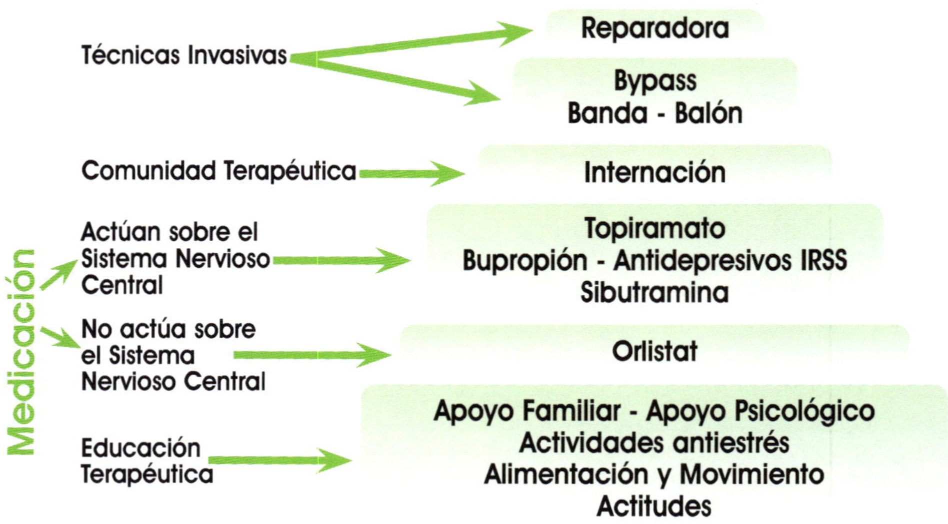

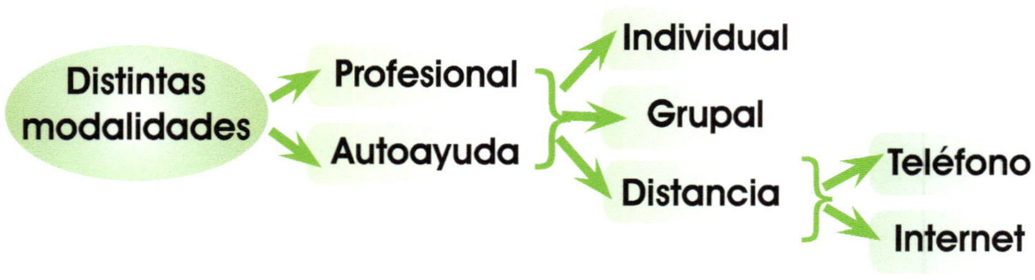

El balón intragástrico y las cirugías de la obesidad (junto a la cirugía reparadora que se usa para quitar los sobrantes de piel luego de una gran pérdida de peso) ocupan los escalones superiores de la pirámide del tratamiento de la obesidad. Esto significa que son el último recurso para quienes los demás tratamientos fueron insuficientes.

Fuera de la **pirámide terapéutica de la obesidad** se encuentran las distintas modalidades mediante las que el paciente puede acceder al tratamiento.

En líneas generales, la **atención** brindada por los **profesionales** puede ser **individual o grupal**, mediante la presencia del paciente en la consulta o recibiendo apoyo por teléfono o en forma virtual a través de internet. Además, la **asistencia a los grupos de autoayuda** complementa la educación terapéutica que el obeso necesita tanto para bajar de peso como para mantener la pérdida en el tiempo.

LA BASE

Incluye las modificaciones de actitudes y conductas que cualquier paciente con obesidad debe implementar para controlar su peso. Sin este primer paso, ningún método para tratar la obesidad será efectivo a largo plazo, incluyendo la cirugía. Además de los cambios en el estilo de vida (alimentación y movimiento), aquí se encuentra el apoyo externo, tanto de psicólogos como de la familia y de otros compañeros que hayan pasado por una experiencia similar. Esto favorece cambios duraderos en las personas dispuestas a recuperarse de la obesidad.

EL SEGUNDO ESCALÓN

Este medicamento NO ACTÚA sobre el sistema nervioso central.

✓ Orlistat (Xenical), inhibe la absorción de parte de las grasas que se ingieren a nivel gastrointestinal. En algunos países se está aprobando para consumo de venta libre.

EL TERCER ESCALÓN

Aquí se encuentran los fármacos que tienen acción sobre el sistema nervioso central. Tanto la prescripción como la supervisión deben estar bajo control médico. Ciertos medicamentos antidepresivos -como Sibutramina y Bupropión- o anticonvulsivantes -como el Topiramato- están indicados en casos específicos cuando la obesidad se asocia a distintas alteraciones del estado de ánimo que pudieran relacionarse con la dificultad para perder peso. También suelen prescribirse: *Reguladores de la serotonina *Rimonabant (también indicado para personas que, además de sobrepeso, padecen diabetes tipo2 y desórdenes de las grasas circulantes en la sangre-dislipidemia-) *Exenatide: Desarrollado para el tratamiento de la diabetes pero también efectivo para tratar la obesidad.

CUARTO ESCALÓN

La internación consiste en un programa integral de educación obesológica y nutricional, actividad física, apoyo psicológico y cuidado médico en el marco de una comunidad terapéutica. Para algunos obesos mórbidos, es el paso previo a la cirugía como forma de reducir el riesgo quirúrgico. Otros, entusiasmados con la pérdida de peso y en contacto con otros pacientes, eligen una opción no quirúrgica que refuerce y mantenga sus resultados durante mucho tiempo.

QUINTO ESCALÓN

Aquí están los distintos procedimientos bariátricos. Cada uno de ellos se desarrolla en el ejemplar que tiene en sus manos.

SEXTO ESCALÓN

Incluye la **cirugía reparadora**, que también se encuentra detallada más adelante.

Aún cuando sólo son candidatos a las intervenciones bariátricas aquellos obesos que no hayan obtenido resultados duraderos con los escalones anteriores, éstas no bastan por sí mismas.

Es decir: estas intervenciones son una herramienta más dentro de un tratamiento integral de la obesidad que debe ser complementado con los escalones inferiores de esta PIRÁMIDE (dieta, actividad física, y en algunos casos medicación, grupos profesionales o de autoayuda) para resultar exitoso.

capítulo 2

Capítulo 2

La cirugía bariátrica... ¿es para mí?

Contenido:

capítulo 2

Indicaciones para las intervenciones bariátricas

- Criterios para la selección de pacientes
- Casos especiales
- Contraindicaciones

Criterios para la selección de pacientes

Las cirugías de la obesidad **son procedimientos indicados únicamente para la obesidad mórbida y en ningún caso son alternativas viables para personas con sobrepeso leve o moderado.**

Debido a que -como todas las cirugías- no están exentas de riesgos y complicaciones, para que una persona pueda someterse a un procedimiento bariátrico, el equipo médico debe establecer en forma individual y lo más exhaustivamente posible, la **relación entre costos y beneficios de la intervención.**

Para lograrlo, existen criterios que permiten determinar si la persona candidata a una cirugía bariátrica realmente se beneficiará con la intervención. Mediante esa guía, cada profesional evalúa siempre en forma personalizada la conveniencia -o no- de determinado procedimiento.

Las pautas que se tienen en cuenta son:

- El peso:

En líneas generales, los especialistas coinciden en que sólo deben someterse a las **cirugías de la obesidad** los **pacientes con un IMC de 40 o más -40 kilos o más de exceso de peso-.**

En caso que haya comorbilidades (complicaciones asociadas a la obesidad), pueden considerarse candidatas a la cirugía personas con un **IMC a partir de 35.**

- Intentos fallidos de perder peso:

Se consideran candidatas a intervenciones bariátricas las personas que hayan intentado perder peso repetidamente y a conciencia mediante métodos tradicionales, sin obtener resultados a largo plazo. **La cirugía no es nunca la primera opción para adelgazar**, y sólo es considerada ante el fracaso repetido de otros métodos.

PARA TENER EN CUENTA...

El balón intragástrico, como se verá más adelante, es un procedimiento bariátrico no quirúrgico que puede ser usado temporalmente como herramienta para perder peso en pacientes con un IMC a partir de 30 con problemas de salud relacionados con la obesidad.

En el Apéndice puede consultar su IMC o puede calcularlo como se muestra en la pág. 25

La edad:

Por lo general, la edad límite para estos procedimientos es de **18 años como mínimo**, y **65 años como máximo**. Sin embargo, el dramático aumento de esta enfermedad en niños y adolescentes ha llevado a muchos especialistas a considerar la cirugía como una opción también beneficiosa para personas cada vez más jóvenes, con la esperanza de que una intervención temprana en obesos con enfermedades como diabetes tipo 2 e hígado graso no alcohólico, permita prevenir una progresión potencialmente irreversible.

En los **adolescentes,** los límites del peso varían en relación a los del adulto. Para ser operado, un adolescente debe presentar un IMC mayor a 40 con complicaciones serias para su salud (hipertensión, dislipemia, apnea severa, entre otras afecciones) o un IMC mayor a 50 con comorbilidades menos serias.

Por otro lado, si bien el acompañamiento de los padres es muy importante en esta decisión, el mismo no sustituye la participación del adolescente, que deberá tener conocimiento de los riesgos, cambios y posibles beneficios de la intervención, teniendo en cuenta que se necesitan más estudios a largo plazo para conocer mejor las consecuencias de este tipo de intervenciones en adolescentes. De todos modos, es indispensable el consentimiento de padres o adultos responsables para la realización de cualquier intervención bariátrica.

En los **adultos mayores,** los estudios indican que **a mayor edad hay un aumento de los riesgos,** quizá porque las personas de entre 60 y 65 años tienen más comorbilidades *-complicaciones asociadas a la obesidad-* antes de la intervención ya que han soportado las complicaciones de la obesidad por más tiempo, aunque suelen tener menor peso que los obesos mórbidos más jóvenes.

En ellos, el descenso después de la intervención puede ser algo menor en el corto plazo si se lo compara con los resultados obtenidos en pacientes de menor edad; aunque:

- A largo plazo (5 años) los niveles de descenso son equivalentes.
- Después de la intervención han mostrado mejoras significativas de enfermedades asociadas con la obesidad.

Por eso, el equipo quirúrgico decide qué es lo menos riesgoso: la obesidad o la intervención.

El estado físico:

Para minimizar el riesgo de complicaciones, es preciso que se le realicen al candidato distintos **exámenes previos a la cirugía** para detectar posibles condiciones médicas que puedan afectar los resultados de la operación. Los mismos incluyen:

Dado que las cirugías de la obesidad avanzan en forma constante hacia una mayor eficacia y seguridad, es posible que en el futuro cercano los criterios de selección sean más flexibles, incorporando a personas con un IMC menor, o aquellos que estén por debajo -menores de 18 años- o por encima -mayores de 65 años- de las edades límite (de hecho en algunos de los centros médicos en que se realizan operaciones en adolescentes, la edad límite es de 15 años).

Exámenes pre-quirúrgicos

Examen	Función
Examen físico COMPLETO	Revisión general de la salud del paciente.
Análisis de sangre COMPLETO	Evalúa el funcionamiento del hígado, riñones, grasas en sangre, azúcar, proteínas y ácido úrico. Recuento de glóbulos rojos y blancos.
MINERALES	Calcio, hierro, ferritina, magnesio y zinc.
Serologías	Descarta enfermedades infecciosas como la Hepatitis A, B, C, HIV, Helicobacter Pylori, entre otras posibles afecciones.
Estudios hormonales	Tiroides, insulina y en casos especiales cortisol, hormonas sexuales.
Coagulograma COMPLETO	Evalúa diferentes factores de coagulación de la sangre.
Electrocardiograma, y ecocardiograma	Evalúan el funcionamiento cardiovascular.
Espirometría y radiografía de tórax	Evalúan el estado respiratorio.
Endoscopía digestiva	Evalúa el estado del esófago, estómago y duodeno antes de la cirugía.
Ecografía abdominal	Evalúa hígado, vesícula, páncreas y bazo.
Antropometría	Medición completa del cuerpo y composición de grasa para evaluar anestesia pre-quirúrgica y cambios durante el descenso de peso.

Es posible que el cirujano pida además otros estudios dependiendo del estado físico o comorbilidades de cada paciente. Éstos pueden ser:

Examen	Función
Polisomnografía	Evalúa problemas respiratorios durante el sueño como la apnea obstructiva, por ejemplo.
Prueba ergométrica de esfuerzo	Indicada para casos en que exista una condición cardíaca previa.
Radiografía seriada Esófago - gastro - duodenal c/ Constraste	Otra forma de observar la configuración del tubo digestivo superior.
Imágenes computarizadas	Ante la sospecha de otras enfermedades en las cuales los métodos diagnósticos anteriores no dieran un resultado claro.
Ginecológico	Si no está al día con los exámenes de rutina.

Para el balón intragástrico en principio se requiere únicamente ecografía abdominal, radiografía de tórax, electrocardiograma y análisis de sangre completo.

El estado psicológico y psiquiátrico: Para ser candidato a una cirugía de la obesidad, el paciente necesita estar bien informado, motivado y consciente de los cambios que deberá implementar luego de la cirugía.

En este aspecto, las evaluaciones psicológicas apuntan a establecer la capacidad del paciente para seguir las recomendaciones médicas, porque si bien el cumplimiento posterior de las indicaciones por parte del paciente no puede predecirse, es importante tratar de establecer su voluntad y capacidad para adaptarse a su nueva vida y descartar patologías que pudieran poner en riesgo los resultados de la intervención.

Por eso, una persona candidata para una cirugía bariátrica, además de cumplir con los requisitos anteriores no debe padecer trastornos alimentarios, problemas anímicos o psiquiátricos no controlados (depresión, abuso de drogas o alcohol, entre otros), dado que de lo contrario representaría un riesgo quirúrgico adicional ya que aumentan las dudas razonables sobre el posterior cumplimiento de las recomendaciones.

PARA TENER EN CUENTA...

Para determinar si el paciente es candidato a un procedimiento bariátrico se realiza una evaluación previa que consiste en entrevistas con diferentes especialistas: - Médico Clínico - Cirujano - Anestesista - Psicólogo - Nutricionista - Profesor de Actividad Física

Casos especiales

Las cirugías de la obesidad pueden estar indicadas también en **circunstancias especiales**. Entre ellas pueden mencionarse las siguientes:

- **Diabetes tipo 2:** Cuando la enfermedad es de difícil manejo y el paciente tiene un IMC de entre 30 y 35.
- **Síndrome de Prader Willi:** Enfermedad congénita que presenta diversos grados de alteraciones físicas, cierto retraso mental y una obesidad muy importante donde los pacientes comen sin control poniendo en peligro su salud. Pueden favorecerse con las intervenciones malabsortivas como la derivación biliopancreática (ver pág. 72).
- **Personas con antecedentes de variaciones cíclicas del peso:** (que suben y bajan repetidamente), que hayan llegado a tener un IMC = 40; o aún cuando su IMC sea menor a 35 dado que el sobrepeso representa un riesgo para su salud.
- **Mujeres con problemas de fertilidad a causa de su obesidad:** **Muchas mejoran su fertilidad luego de la operación** y, en consecuencia, aumentan sus chances de embarazo. Por esta causa, si se lo desea, se recomienda **planificar el embarazo 18 ó 24 meses después de la operación** (utilizando métodos anticonceptivos para evitar embarazos no programados), y una vez logrado, controlarlo exhaustivamente (las pacientes embarazadas necesitan un

seguimiento nutricional más cercano con profesionales que trabajen en conjunto con el equipo bariátrico).

Debido a que la obesidad presenta un importante riesgo de complicaciones durante el embarazo (mayor riesgo de diabetes e hipertensión gestacionales, cesárea y defectos fetales), las intervenciones bariátricas pueden contribuir a un embarazo más seguro, tanto para la madre como para el bebé.

En síntesis ¿es para mí?

INDICACIONES CLÍNICAS

- **Edad:** 18 años.

Adultos:

- **IMC:**
  - De 30 o más (en el caso del balón).
  - Igual o superior a 40 (para el resto de los procedimientos).
  - De 35 o más con enfermedades relacionadas con la obesidad.
- Intentos previos de bajar de peso (dietas, ejercicio).

Adolescentes:

- **IMC:**
  - Mayor a 40 con serias comorbilidades.
  - Mayor a 50 con comorbilidades menos serias.
- **Intentos fallidos por perder peso bajo tratamientos clínicos y con la asistencia médica.**
- **Haber alcanzado -o casi alcanzado- la madurez.**
- **Demostrar:**
  - Compromiso hacia evaluaciones médicas y psicológicas antes y después de la cirugía.
  - Capacidad de decisión y comprensión del procedimiento al que va a someterse.
- **Ser capaz y estar dispuesto a seguir las indicaciones nutricionales luego de la cirugía.**
- **Contar con un buen apoyo familiar.**
- **Consentimiento de padres o adultos responsables.**

Contraindicaciones

Se trata de aquellos casos en los que, por distintas razones, una persona no está en condiciones de realizarse una intervención bariátrica. Algunas son comunes a todas las cirugías y otras específicas de los distintos procedimientos.

A continuación se encuentra un cuadro que incluye las contraindicaciones generales.

TENGA PRESENTE QUE...

Muchas de las intervenciones producen cambios permanentes en el organismo y requieren una importante modificación de hábitos y comportamientos, especialmente a la hora de comer. Aún después de una intervención bariátrica necesitará cuidar lo que come y aumentar su nivel de actividad física si quiere que los resultados sean óptimos.

Contraindicaciones	Causas
Físicas	● Enfermedades cardíacas o pulmonares severas *(insuficiencia cardíaca descompensada o enfisema, por ejemplo)* y otras que puedan comprometer la anestesia o la cicatrización de la herida. ● Deterioro inmunitario (de las defensas del organismo). ● Cirrosis hepática. ● Enfermedades sistémicas: Aquellas que involucran varios órganos o todo el cuerpo (lupus o sarcoidosis, por ejemplo). ● Embarazo: La rápida pérdida de peso que sigue a una cirugía bariátrica puede afectar al feto, razón por la que las embarazadas no son candidatas a una intervención bariátrica.
Psiquiátricas Psicológicas	● Drogadicción y alcoholismo. ● Trastornos psicóticos. ● Retraso mental (con excepciones). ● Esquizofrenia.
Relativas*	● Personas hostiles. ● Bulimia nerviosa y otros trastornos alimentarios no especificados. ● Hiperfagia (comer en exceso) o vómitos como consecuencia de trastornos psiquiátricos. ● Potomanía: Ingesta compulsiva de agua que haría muy difícil tolerar la primera fase del pos-operatorio donde se requiere el ayuno de líquidos durante 72 horas, aproximadamente. ● Úlceras gástrica y duodenal. ● Insuficiencia renal. ● Trastornos de personalidad (trastorno bipolar, depresión). ● Retraso mental moderado o leve. ● Entorno familiar desfavorable.

*En el caso de las contraindicaciones relativas, el equipo profesional del centro bariátrico evaluará en forma personalizada al paciente, ya que pueden existir excepciones. Por ejemplo, aunque algunos trastornos alimentarios (como el desorden de atracón o el síndrome de comedor nocturno), implican dificultades para controlarse que pueden comprometer el tratamiento, en ciertos casos los pacientes mejoran o se recuperan de este trastorno como consecuencia de la intervención.

capítulo 2

Cómo actúan las cirugías de la obesidad

El funcionamiento gastrointestinal.
Mecanismos para la pérdida de peso
• Restrictivos • Malabsortivos • Mixtos • Hormonales

El funcionamiento gastrointestinal

El cuerpo humano convierte los alimentos y líquidos en *nutrientes* que luego son absorbidos por la sangre y transportados a todo el organismo. Para que sean digeridos de modo que el cuerpo reciba y aproveche la energía que contienen, **los alimentos se mezclan en el estómago y se descomponen en partes más pequeñas de nutrientes.** Este proceso comienza con la masticación en la boca y termina en el intestino grueso. En el medio, intervienen varios órganos y sustancias que componen el sistema digestivo -ver Ilustración 1-

Sistema digestivo humano

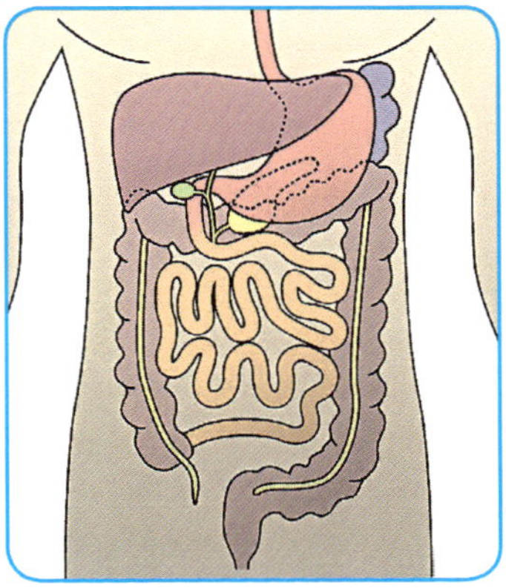

Ilustración 1

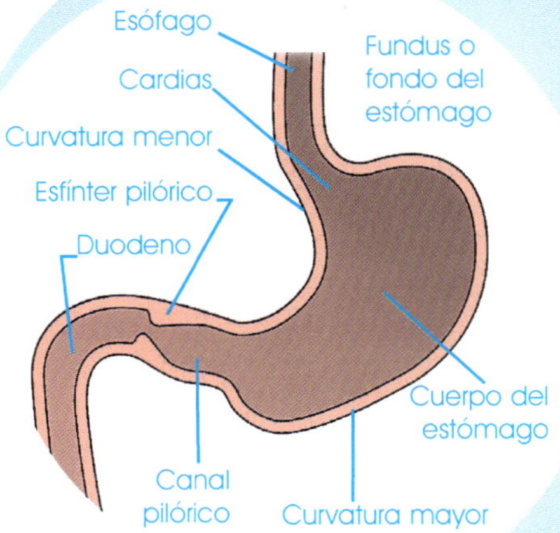

Ilustración 2

Una vez que se ingieren los alimentos y líquidos, la capa muscular del esófago, estómago e intestino se contraen y relajan involuntariamente para que los alimentos transiten a través del sistema digestivo. El esófago es el largo tubo muscular que lleva la comida, una vez tragada, hasta el estómago. Entre ambos órganos existe una abertura llamada **cardias** -Ilustración 2- que se *abre* para permitir su paso y se *cierra* para impedir que el ácido estomacal suba hacia el esófago, lo que podría provocar ardor y dolor (reflujo esofágico).

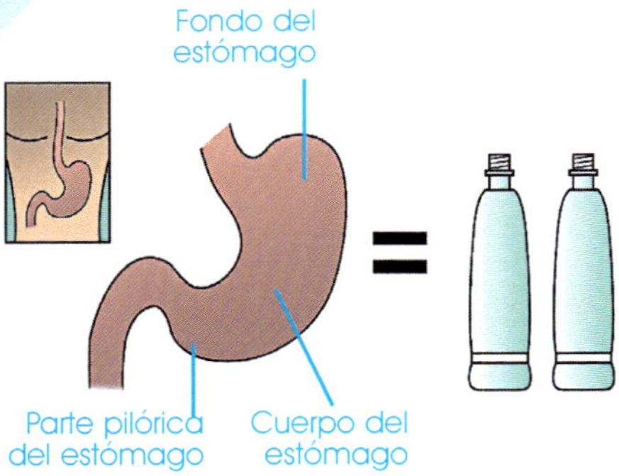

Ilustración 3

El intestino delgado está compuesto por tres secciones -Ilustración 4-:

1. Duodeno: Primera sección del intestino (está en contacto con el estómago) donde se comienzan a disolver los alimentos como consecuencia de la acción de los jugos gástricos y biliopancreáticos que llegan del páncreas y el hígado a través de las vías biliares. Aquí se absorbe la mayor parte del hierro y el calcio.
2. Yeyuno: Es la continuación del duodeno, la siguiente sección responsable de la mayor parte de la digestión.
3. Íleon: Tercera sección donde se absorben las vitaminas liposolubles (solubles en grasa) A, D, E, K y otros nutrientes.

Una vez que los contenidos del intestino llegan al colon (intestino grueso), el exceso de líquido se absorbe y se forma un desecho más sólido (materia fecal) que es expulsado del cuerpo mediante las deposiciones.

Según la complejidad de los procedimientos bariátricos de la obesidad, este sistema es modificado en mayor o menor medida reduciendo artificialmente el tamaño del estómago con el objetivo de restringir la ingesta de alimentos o alterando el tránsito de los alimentos.

El **estómago digiere los alimentos con ácidos que él mismo fabrica** (jugos gástricos).

Los grandes pedazos de comida se degradan en trozos semisólidos más chicos que, a través de una válvula llamada **píloro**, pasan en pequeñas cantidades al intestino delgado.

Normalmente el estómago puede recibir entre 1,2 y 2 litros de alimentos o líquido en una sola comida. Esta capacidad se reduce notablemente con las intervenciones bariátricas. -Ilustración 3-.

Además de estos mecanismos, existe una serie de hormonas y neurotransmisores involucrados en el sistema de señales nerviosas que le *dicen* al cerebro cuándo comer y cuándo dejar de hacerlo.
-ver *Mecanismo Hormonal*, pág. 51-

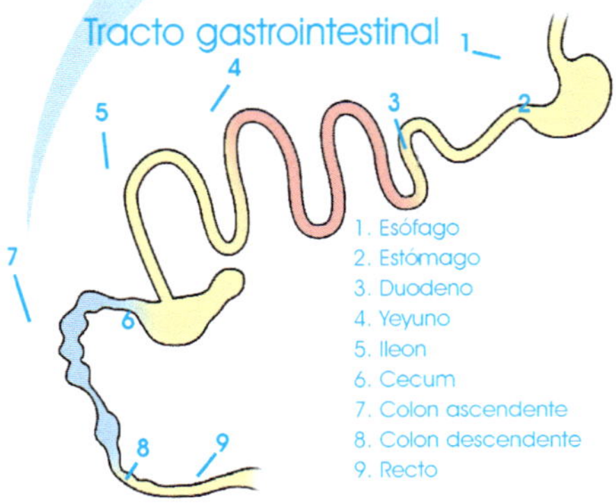

Ilustración 4

El intestino delgado tiene una longitud de entre 4,5 y 6 metros, y es donde se produce la mayor parte de la absorción de los nutrientes.

capítulo 2

Cómo actúan las cirugías de la obesidad

Mecanismos para la pérdida de peso

Los mecanismos utilizados en las intervenciones bariátricas pueden ser:

● Restrictivo:

Reduce el tamaño y/o la capacidad del estómago. La restricción puede ser:

✓ Interna:

Es el caso del **balón intragástrico**, procedimiento en el que se coloca un **globo de siliconas** en el estómago que ocupa gran parte de su volumen y de ese modo restringe su capacidad para recibir alimentos. **Aunque no requiere cirugía, también es un procedimiento restrictivo.**

✓ Externa:

Este mecanismo de restricción crea en la parte superior del estómago una **bolsa gástrica**; especie de **estómago más pequeño.** Se utiliza en los siguientes procedimientos:

1. **Gastroplastia vertical con banda** (VBG).
2. **Banda gástrica** fija o ajustable (*Lap Band System*).

En éstos, la *bolsa gástrica* se comunica con el resto del *estómago por un canal angosto llamado estoma, a través del cual los alimentos pasan lentamente.*

Este nuevo estómago tiene una **menor capacidad de recibir alimentos** (similar a la de un pocillo de café), por lo que disminuye la ingesta y, en consecuencia, conduce a una reducción del peso.

Dentro de los procedimientos restrictivos se encuentran:

- **El balón intragástrico.**
- **La gastroplastia vertical con banda.**
- **La banda gástrica.**

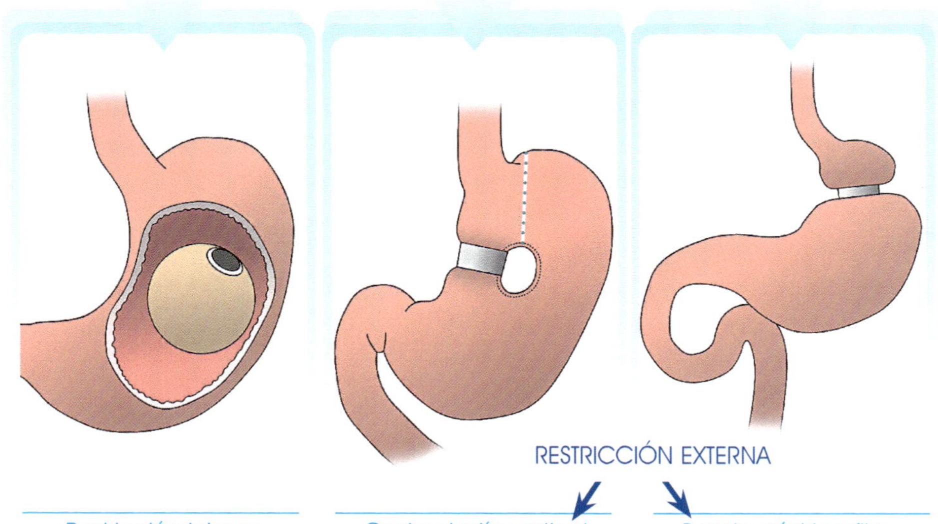

Restricción interna
Balón intragástrico

Gastroplastía vertical

Banda gástrica fija
o ajustable

El objetivo de la restricción es retener por más tiempo los alimentos en la bolsa gástrica para que el paciente sienta saciedad luego de comer una cantidad relativamente pequeña de alimentos.

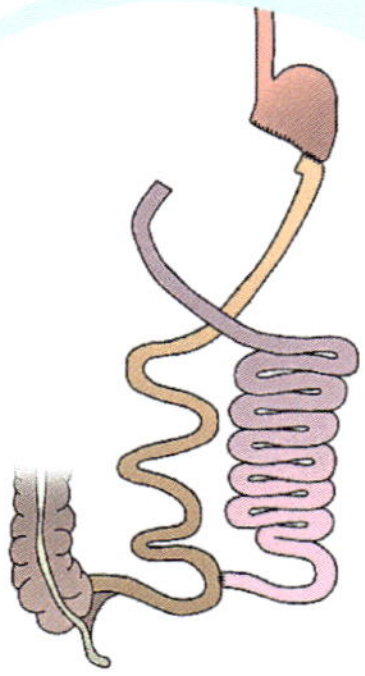

Derivación biliopancreática.

● Malabsortivo -o *derivativo*-:

Este mecanismo busca **alterar la absorción de los alimentos para aumentar la pérdida de peso**. Se utiliza en el procedimiento denominado **derivación biliopancreática** o *derivativo-también llamado operación Scopinaro en homenaje a quien fuera su creador-*.

PARA TENER EN CUENTA...

De acuerdo a una teoría formulada por el Dr. Nicola Scopinaro, el trabajo que demanda la absorción de nutrientes en el intestino también contribuye a la pérdida de peso. Esto puede comprobarse en la derivación biliopancreática, procedimiento en el que si bien la restricción no es importante, la longitud del intestino que continúa funcionado es muy corta, y por lo tanto debe aumentar su actividad para absorber los contenidos digestivos.

● Mixto:

Este mecanismo para la pérdida de peso combina la restricción, la malabsorción y los cambios hormonales. El procedimiento que lo utiliza es el **bypass gástrico,** aunque en la actualidad los nuevos conocimientos indican que la **malabsorción es baja**, excepto si se deja muy poco intestino común.

El aparato digestivo funciona como una glándula y libera sustancias que estimulan el apetito y otras que lo inhiben, las cuales **son modificadas favorablemente en la derivación biliopancreática y mucho más en el bypass excediendo**, de esta manera, **la clasificación de *mixto***, ya que actúa, además, por los siguientes **mecanismos hormonales**, favoreciendo cambios en la producción de las hormonas:

- Grelina (estómago)
- GLP-1/NPYY

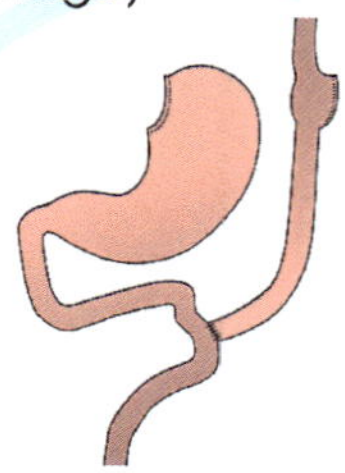

Bypass gástrico

Con este mecanismo se produce un aumento del tamaño y de la capa muscular del intestino de la misma forma que los bíceps crecen cuando se los ejercita.

Este trabajo intestinal *extra* requiere mayor energía por lo que aumenta el gasto energético y el metabolismo, lo cual se traduce en la pérdida de tejido adiposo (grasa) y el consiguiente descenso de peso.

capítulo 2

Las operaciones modifican **un conjunto de hormonas y neurotransmisores** producidos por el aparato digestivo **que están involucrados en el envío de señales nerviosas al cerebro y le indican cuándo comer o dejar de hacerlo.**

Personas que fueron inyectadas con grelina evidenciaron un aumento del hambre.

Estas hormonas son:

- **Grelina:** Es un importante estimulador del apetito que ejerce su acción sobre el hipotálamo (parte del cerebro). Hace pocos años se descubrió que la concentración de esta hormona **aumenta antes de comer y disminuye una vez que la persona está satisfecha** -ver Ilustración-.

Por eso, cuando se hace dieta, el organismo *siente* la falta de alimentos y responde aumentando la producción de grelina y, con ella, del hambre. Esta es una de las razones posibles por las cuales las dietas no suelen ser efectivas a largo plazo en los obesos mórbidos. En cambio, como en el **bypass gástrico y la derivación biliopancreática** los alimentos saltean las partes del sistema digestivo donde se produce la grelina, sus niveles no sólo no aumentan ante la falta de alimentos sino que permanecen bajos.

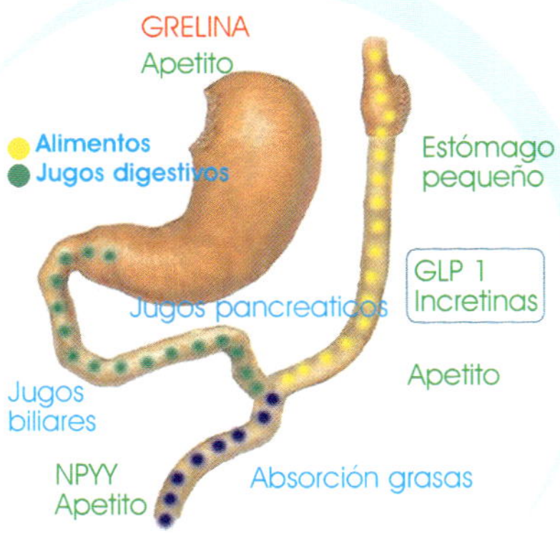

Ilustración 5

En situaciones normales, las concentraciones en sangre de grelina son mínimas después de una comida, luego suben durante el período de ayuno previo a la próxima ingesta.

La menor producción de grelina podría contribuir al mantenimiento del peso a largo plazo observado en pacientes con esta operación.

- **GLP-1:** *(siglas en inglés de* Glucagon Like Peptide: *Péptido 1 similar al glucagón).* Esta otra sustancia es secretada en la última porción del íleon *-parte más baja del intestino delgado-* donde la presencia de alimentos estimula su producción haciendo más lenta la digestión y la movilidad intestinal.

Tras un procedimiento mixto o de uno malabsortivo, como los alimentos irrumpen abruptamente mal digeridos en el intestino, se produce una liberación temprana de GLP-1 haciendo más lenta la digestión, lo cual favorece la sensación de saciedad.

La GLP-1 también está relacionada con la secreción de insulina por el

páncreas y el aumento de la sensibilidad de la misma en el resto del cuerpo.
Por eso, en la mayoría de los obesos mórbidos que padecen diabetes y se realizan un bypass, esta enfermedad puede ser curada o disminuye su gravedad significativamente.

● **NPYY:** Se trata de una hormona producida en el intestino que induce saciedad y puede estar estimulada en el caso de las personas intervenidas con el bypass gástrico.

Esto se debe a que dicho procedimiento favorece una liberación de esta sustancia al llegar los alimentos directamente al intestino.

EN SÍNTESIS

MECANISMOS DE PÉRDIDA DE PESO

● **RESTRICTIVO:**
Restricción de la ingesta debido a una menor capacidad del estómago. Aquí se ubican el balón, y la gastroplastía vertical con banda y la banda.
● **MALABSORTIVO:**
Los alimentos *saltean* parte del estómago y el intestino donde se absorben los alimentos. Aquí se encuentra la derivación biliopancreática, que aumenta el gasto energético y el metabolismo de las grasas.
● **MIXTO:**
Combina los mecanismos de pérdida de peso anteriores (si bien la malabsorción no es tan importante), a lo que suma las ventajas de un mayor mecanismo hormonal. Aquí se encuentra el bypass gástrico.

capítulo 3

Capítulo 3

Los procedimientos, uno a uno

Contenido:

- Antecedentes de la cirugía bariátrica
- Procedimientos
- Mecanismo restrictivo
    - No quirúrgicos
        - Balón intragástrico
    - Quirúrgicos
        - Gastroplatia vertical con banda
        - Banda gástrica ajustable/no ajustable (Fija)
- Mecanismo malabsortivo
    - Derivación biliopancreática
    - Derivación biliopancreática con cruce duodenal

- Mecanismo mixto
    - Bypass gástrico
- Laparoscopia vs cirugía abierta
- Beneficios de la cirugía bariátrica

Antecedentes de la cirugía bariátricca

Las intervenciones bariátricas actuales tienen como antecedente operaciones que requerían la **extirpación de partes del intestino o del estómago.**

Una de ellas data de 1884, cuando el doctor *Theodor Billroth* removió la mayor parte del estómago de un paciente con cáncer en dicho órgano y *conectó* la pequeña bolsa estomacal restante con el intestino. Durante el siglo siguiente, al tratar úlceras estomacales u otros problemas del sistema digestivo, los cirujanos observaron que era posible ***saltear* el estómago en lugar de removerlo, y que de esa forma se podía revertir la operación cuando fuera necesario.**

En estos procedimientos se observó, además, que **al acortar el tamaño del intestino la persona perdía peso. Eso, que en otros pacientes podía significar una complicación, en el caso de los obesos mórbidos era, en cambio, un beneficio.** De esta forma, las técnicas fueron adaptándose progresivamente para tratar la obesidad mórbida.

Se experimentó con distintos procedimientos por muchos años, aunque con poco éxito. **Las frecuentes complicaciones -a menudo fatales- o la ausencia de los resultados esperados hicieron que la cirugía, como tratamiento para la obesidad, cayera pronto en desuso.** Algunas de las intervenciones por entonces propuestas hoy parecen ingenuas e incluso aberrantes. Una de ellas, por ejemplo, consistía en **fijar las mandíbulas del paciente con alambres de modo que no pudiera abrir libremente la boca y, como consecuencia, comiera menos. Surgió de la observación de las cirugías para corregir fracturas de mandíbulas, en las que los pacientes perdían peso debido al menor consumo de alimentos.**

Aunque estaba pensada como una intervención temporaria y de bajo costo, dejó de utilizarse porque además de ser incómoda, una vez que se retiraban los alambres, las personas recuperaban el peso perdido. Además, la boca prácticamente cerrada hacía que los pacientes que sufrían vómitos tuvieran riesgo de ahogarse.

El nacimiento de la cirugía de la obesidad tal como se la conoce en la actualidad debió esperar hasta 1954, con la introducción del **bypass intestinal o bypass yeyunoileal** en Minnesota, EE.UU.

Con esta operación, la obesidad comenzó a ser considerada como una enfermedad que podía ser tratada quirúrgicamente con éxito.

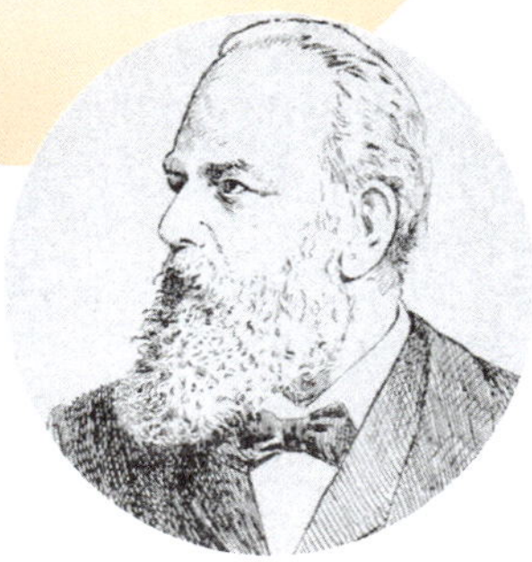

Theodor Billroth

En aquella época, el bypass ya consistía en desviar una larga porción del intestino delgado, excluyéndola del proceso digestivo. De este modo, los alimentos *saltaban* esa parte de los intestinos y el paciente bajaba de peso debido a la menor absorción de grasa y nutrientes.

Aunque este procedimiento lograba una reducción de peso, fue abandonado debido a la aparición de serias complicaciones. Más tarde, en 1971, el Dr. Edward Mason realizó la primera gastroplastia horizontal con el objetivo de evitar los efectos nocivos del bypass gástrico y realizar un procedimiento que no excluyera el estómago ni alterara la absorción de nutrientes, creación que, más tarde, se convertiría en el exitoso procedimiento actual. *-ver pág. 75-.*

La importancia histórica de estas experiencias radica en haber sido los primeros pasos que comprobaron que la obesidad mórbida es una enfermedad lo suficientemente grave como para intentar un tratamiento quirúrgico.

Desde entonces, la evolución de la cirugía bariátrica se caracteriza por la investigación y exploración permanentes.

Durante más de cincuenta años se aprendió sobre su diseño, resultados y complicaciones, las cuales disminuyeron notablemente ya que actualmente muchas pueden ser prevenidas o controladas con eficacia.

Además, el seguimiento de pacientes a largo plazo dio lugar al abandono de algunas técnicas y el surgimiento de otras de mayor eficacia y menores riesgos.

A pesar de lo anterior, las cirugías bariátricas exigen un seguimiento de varios años y la adhesión del paciente a conductas que significan un verdadero cambio de vida, con sus ventajas y también algunas limitaciones (sobre todo en la alimentación), aunque para la mayoría de los pacientes operados suelen ser menores a la carga que la propia obesidad impone.

En este tiempo...

- La mortalidad pasó de un 3 a un 0,3-1 %, una cifra baja en comparación con otras cirugías.
- Las intervenciones que duraban 6 horas, en la actualidad pueden realizarse en 90 minutos o menos.
- El tiempo de internación también se redujo considerablemente.

En la actualidad, las *intervenciones bariátricas más practicadas* son:

1. Balón intragástrico (no quirúrgico)
2. Gastroplastía vertical con banda
3. Banda gástrica ajustable
4. Bypass gástrico
5. Derivación biliopancreática
6. Derivación biliopancreática con cruce duodenal

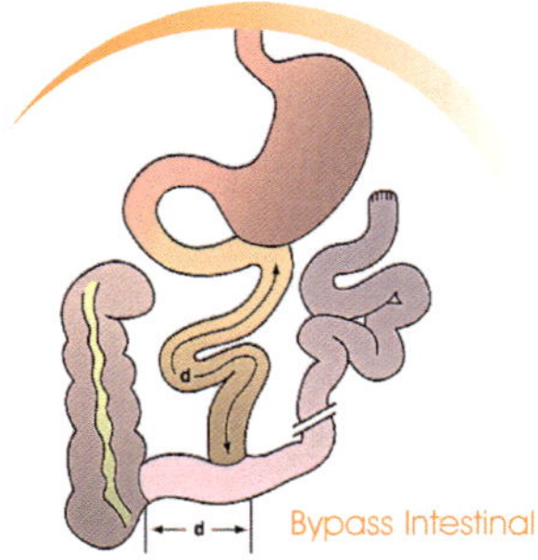

Bypass Intestinal

A continuación encontrará la descripción de cada uno de los procedimientos.

capítulo 3

Procedimietos

- Mecanismo restrictivo
  - Procedimiento no quirúrgico:
    - Balón intragástrico
  - Procedimientos quirúrgicos:
    - Gastroplastía vertical con banda -VBG-
    banda gástrica ajustable/no ajustable (fija)

Mecanismo restrictivo

- PROCEDIMIENTO NO QUIRÚRGICO
  - Balón intragástrico (BIB®)

A mediados de 1980 se aprobó en los Estados Unidos el uso de la ***burbuja gástrica*** **Garren-Edwards,** un dispositivo que se colocaba en el estómago para luego ser inflado con aire.

Este dispositivo producía modestas pérdidas de peso pero dejó de utilizarse al poco tiempo debido a la alta incidencia de complicaciones tales como las úlceras gástricas ocasionadas por el roce debido a la forma cilíndrica del dispositivo y por el frecuente desinflado espontáneo o la ruptura del globo que, ya sin aire, migraba hasta el intestino, pudiendo provocar una obstrucción intestinal, por ejemplo. Esta complicación ha sido superada en la actualidad gracias a la utilización de un nuevo tipo de globo de forma esférica, hecho de un material blando de siliconas especialmente diseñado (Bioenterics Intragastric Baloon® -BIB®-).

Conocido como *balón intragástrico*, **este método de restricción interna es el procedimiento bariátrico más simple** y consiste en un globo inflable que ayuda a perder peso, restando espacio al estómago.

Mediante el endoscopio, el endoscopista explora el estómago para asegurarse que no haya problemas antes de colocar el balón. Luego de retirar el endoscopio, pasa suavemente por el esófago un tubo (catéter) conectado con el balón desinflado por un extremo, y por el otro con un sistema de inflado *-ver imagen-.*

Una vez ubicado en el estómago, el balón se llena con 600 a 700 ml de solución salina y 10 cc de un colorante azul llamado *azul de metileno*, que permitirá detectar pérdidas en el caso de que existieran, ya que al absorberse este líquido en el tubo digestivo la orina del paciente se torna color azul, lo cual indica que el balón debe ser retirado y reemplazado.

• • • •

El balón fue concebido en la década del´80 a partir de la observación de pacientes psicóticos que padecían una compulsión a ingerir objetos no digeribles, los cuales formaban en su estómago BEZOARES, una especie de *bola* constituida por las distintas sustancias o materiales ingeridos (tierra, objetos, fibra no digerible, pelos u otros).

• • • •

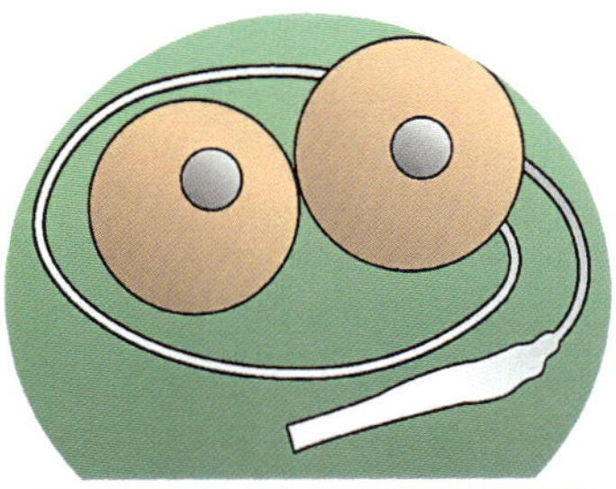

Desinflado intragástrico

Cuando se termina de inflar, se quita el catéter y automáticamente se cierra una válvula que impide que el líquido salga del balón.
Ya inflado, el balón flota libremente dentro del estómago ocupando aproximadamente la mitad de su capacidad.
Este procedimiento no es una intervención quirúrgica porque no requiere de incisiones ni suturas, sino que se coloca por endoscopía usando anestesia local en la garganta y una discreta sedación.
La colocación, realizada por manos experimentadas, dura alrededor de 15 minutos.

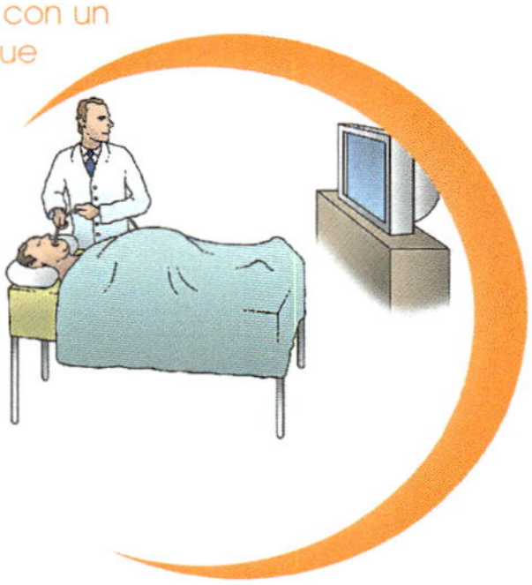

La endoscopía se realiza con un dispositivo que consiste en una cámara colocada sobre un tubo flexible, a través del cual se pueden pasar pequeños instrumentos médicos.

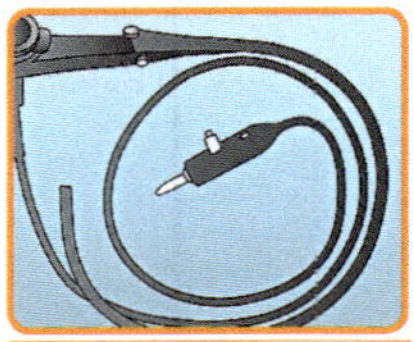

Por lo general, el balón intragástrico se utiliza por un período de 6 meses *-más tiempo no es aconsejable ya que su material está garantizado para que resista durante ese período la acción de los jugos gástricos, aunque puede colocarse un nuevo balón después de 30 a 45 días de retirado el anterior-.*
Durante el tiempo de uso del balón es necesario tomar una medicación que inhibe la secreción ácida *(inhibidores de la bomba de protones o prazoles)* para evitar la aparición de úlceras causadas por su roce en la pared del estómago. Para retirarlo también se recurre a la sedación, el estómago y el esófago son nuevamente observados con el endoscopio, y se inserta a través de este último un tubo con una aguja para pinchar el balón y drenar el líquido, desinflando el balón que luego es retirado por la boca. Es posible que se aplique una medicación para relajar los músculos del esófago y así facilitar su extracción.

El procedimiento se realiza en forma ambulatoria (no requiere internación) y el paciente permanece en el centro bariátrico hasta que se recupera de la sedación, por lo general entre 4 y 6 horas.
El balón no representa un obstáculo para las actividades cotidianas y el paciente sólo deberá guardar reposo durante 2 días posteriores al procedimiento.

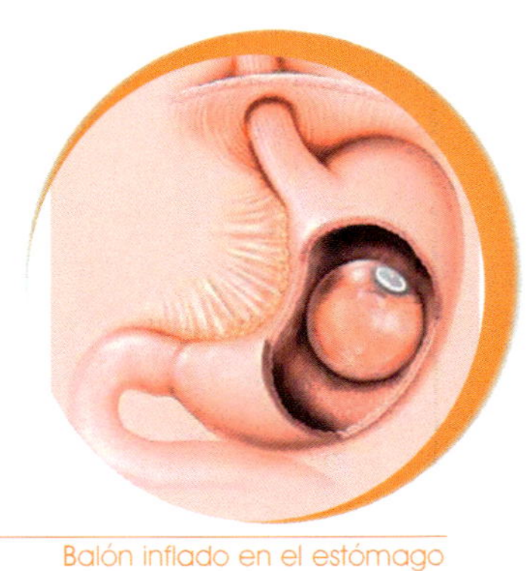

Balón inflado en el estómago

Procedimietos

CONTRAINDICACIONES

El balón intragástrico no está recomendado en los siguientes casos:

- **Enfermedad inflamatoria del tracto gastrointestinal**, incluyendo esofagitis severa, ulceración gástrica, ulceración duodenal o inflamaciones específicas como la enfermedad de Crohn.
- **Hernia hiatal importante**: Cuando una parte del estómago se desliza a través del diafragma, complica la colocación del balón en el lugar indicado.
- **Anomalía estructural en el esófago o la laringe**, como un estrechamiento o inflamación anormal (divertículo).
- **Enfermedad esofágica, gástrica o intestinal previa.**
- **Pacientes medicados con corticoides, anticoagulantes u otros irritantes gástricos.**
- **Embarazadas o mujeres en período de lactancia.**

VENTAJAS

- Brinda sensación de saciedad.
- Permite un mayor descenso de peso que las dietas y el ejercicio por sí mismos o en combinación.
- Facilita un aprendizaje gradual de los hábitos saludables que se requieren para mantener la pérdida de peso a largo plazo.
- Es más económico que el resto de los procedimientos bariátricos.
- Es reversible.
- Tiene un grado de riesgo casi inexistente.

RESULTADOS

Del 60 al 70 % de los pacientes alcanza un descenso de 12 a 25 kilos, según su adherencia a las modificaciones en el estilo de vida.

Es importante tener en cuenta que el balón intragástrico ha sido diseñado como una ayuda temporaria para quienes tienen un Índice de Masa Corporal de entre 30 y 40, y debe ser combinado con un programa de educación alimentaria y actividad física. También puede estar indicado en obesos mórbidos que necesiten perder peso antes de una cirugía para reducir su riesgo quirúrgico asociado con el exceso de peso, o para quienes quieran experimentar cómo es la vida con un método restrictivo para su alimentación antes de realizarse una cirugía bariátrica.

COMPLICACIONES

Más frecuentes

- **Dolor de estómago:** Durante los primeros días.
- **Náuseas y vómitos:** Son más frecuentes durante la primera semana (en un 40% de los casos), y luego son más excepcionales (aproximadamente un 11%).
- **Reflujo esofágico:** Consecuencias menores que ocurren en un 10-12 % de los pacientes.

Ambas se controlan muy bien con medicación.

Menos frecuentes:

Del balón:

- **Retirada del balón:** En un pequeño porcentaje de los pacientes (aproximadamente el 3,5%), el balón debe ser retirado. Esto puede suceder en la mayoría de los casos por intolerancia al balón o pérdida de los líquidos.
- **Daño del tubo digestivo:** Ocasionado por el contacto con el balón, puede surgir durante el procedimiento, ya sea por el roce con el instrumental médico o por la mayor producción de ácido en el estómago. Esto puede dar lugar a lesiones en la pared gástrica. Por lo general, el uso de antiácidos durante el período de uso del balón evita esta complicación.
- **Úlcera gástrica:** Ocurre en apenas un 0,4% de los pacientes y se origina por el contacto del balón con la pared del estómago.

En general, estas complicaciones suelen ser controladas con el uso de medicación prescripta por el profesional según el grado de malestar que el paciente sienta.

- **Pérdida del líquido:** Es posible que el balón tenga pérdidas, en cuyo caso se nota un cambio de color en la orina, como ya se mencionó anteriormente, y es preciso retirarlo.
- **Obstrucción intestinal:** Complicación que se produce cuando el balón pierde líquido y pasa del estómago al intestino delgado y al colon. En general, es expulsado con las deposiciones, pero en algunos casos -el 0,3%- el balón desinflado provoca una obstrucción intestinal que suele requerir cirugía para su extracción. No hemos observado este tipo de casos en nuestra experiencia.

SÍNTOMAS MÁS FRECUENTES TRAS LA COLOCACIÓN DEL BALÓN

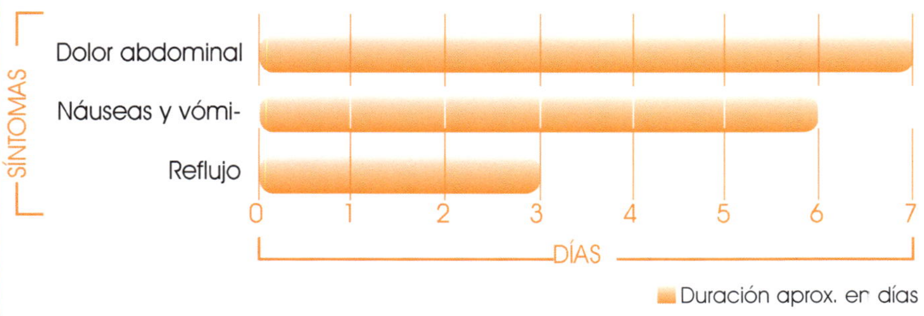

- **Síndrome pilórico:** Se produce cuando el balón pierde su posición original en el techo del estómago y se corre a la parte inferior produciendo una obstrucción en su vaciamiento. Los síntomas son vómitos y dolor, y se requieren maniobras manuales externas sobre el abdomen para devolverlo a su posición original.
- **Fracaso de la pérdida de peso:** Algunos pacientes no logran perder una cantidad significativa de peso, muchas veces a causa del consumo de líquidos con alto contenido de calorías -como gaseosa o helados, aunque la mayoría de las veces no adelgazan lo suficiente porque dejan de realizarse los controles y la consiguiente educación terapéutica y alimentaria que permite mejorar su descenso y, como consecuencia, vuelven a los 6 meses para sacarse el balón con muy poco descenso.

De la endoscopia:

Pueden existir complicaciones propias de la endoscopia como dolor, irritación en la garganta, o lesión del tubo digestivo. Esta última, sin embargo, es extremadamente inusual.

Si Ud. opta por la colocación de un BALÓN INTRAGÁSTRICO...

El primer paso es hablar con su médico para conversar sobre el programa detalladamente. Una vez que haya programado una fecha para la intervención, comenzará a reunirse con un equipo de profesionales de distintas disciplinas (médicos, nutricionistas y psicólogos, entre otros), quienes lo ayudarán a aprender los principios básicos para perder peso y mantener el descenso (nutrición, ejercicio, hábitos alimentarios, apoyo psicológico, etc.).

Durante el período de seis meses en el cual Ud. tendrá el balón en su estómago, también deberá realizar visitas regulares al equipo profesional para controlar el proceso y continuar la educación sobre los cambios a implementar en la nutrición y el estilo de vida.

Al cabo de ese período y una vez extraído el balón, deberá continuar reuniéndose para obtener apoyo y guías adicionales, cuando los necesite.

PARA TENER EN CUENTA...

Luego de la colocación del balón deberá tener precaución con los deportes de contacto como boxeo o artes marciales. Si practica estas actividades consulte con su médico.

Si una paciente queda embarazada tras la colocación del balón, es recomendable que el dispositivo sea retirado.

Si en algún momento tras la colocación del balón nota que su orina es de un color azul, es señal de que el balón está perdiendo líquido. Comuníquese con su médico.

IMPORTANTE

En todas las intervenciones bariátricas se hace entrega al paciente de una tarjeta con información para que los médicos sepan que se le ha realizado un procedimiento y tomen los recaudos necesarios al momento de tratarlo. Allí también figura el número telefónico de los profesionales responsables de la intervención.

• QUIRÚRGICOS

✔ Gastroplastía vertical con banda -VBG-

A través de este procedimiento, el cirujano crea un *estómago pequeño* o *bolsa gástrica* dentro del estómago normal, dividiéndolo en su parte superior mediante una línea de suturas o grampas colocadas en forma vertical con el objetivo de reducir el ancho de esta sección.

Al *sellar* de este modo parte del estómago, los alimentos y líquidos pasan al resto del órgano únicamente por el extremo inferior de la bolsa gástrica -*ver imagen*-.

Alrededor de esta salida, además, se coloca una **banda o anillo** para reducir el tamaño de la bolsa gástrica impidiendo que los alimentos pasen rápidamente hacia el resto del estómago y que esta salida se vaya cerrando con el tiempo.

Cuando los alimentos en la pequeña bolsa gástrica pasan al estómago *mayor*, los jugos gástricos se mezclan con la comida y la digestión continúa normalmente en el intestino. Esto significa que en esta operación los alimentos **NO *saltan* órganos** y, en consecuencia, **no se altera la absorción del sistema digestivo.**

A partir de la intervención, las personas comen menos cantidad de alimentos porque sienten mayor saciedad, aún con una pequeña cantidad de comida.

Las grampas son pequeños ganchos con forma de corchetes, por lo general hechos de titanio, que se colocan en ambos bordes de la incisión y luego son empujados hacia adentro uniendo el tejido de forma similar a como funciona la abrochadora de hojas de la oficina.

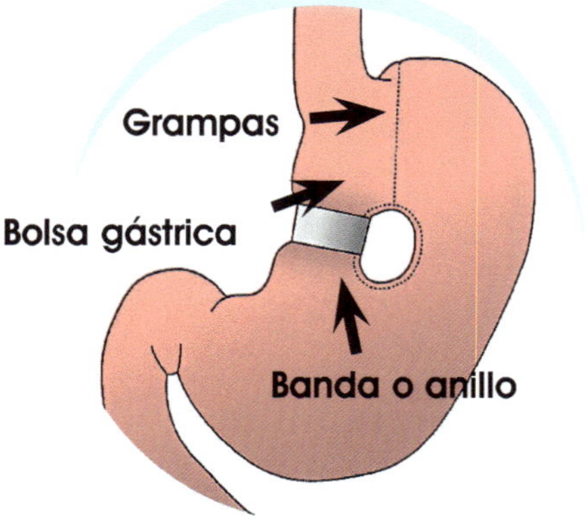

Gastroplastía vertical con banda

La gastroplastía vertical con banda puede ser revertida desatando las grampas usadas para seccionar el estómago devolviéndole su tamaño normal, algo que por lo general conduce a la recuperación del peso.

CONTRAINDICACIONES, PÁG 93

Las encontrará en la sección siguiente junto a las contraindicaciones de la banda gástrica. pág. 93.

RESULTADOS

La **gastroplastia** es considerada una técnica segura y efectiva que permite limitar la ingesta de alimentos con pocas complicaciones metabólicas.

Aunque esta intervención ha logrado pérdidas de peso aceptables de hasta un 50% en el 80% de los casos tras tres años de seguimiento, su uso ha disminuido notablemente debido a que en muchas ocasiones se observó que, con el paso del tiempo, las grampas que dividen el estómago ceden agrandando nuevamente la bolsa gástrica y conduciendo a una recuperación del peso perdido.

De acuerdo a algunas estimaciones, entre un tercio y la mitad de los pacientes con VBG en los Estados Unidos debieron pasar por una nueva cirugía para corregir la intervención original, y muchos optaron por realizarse un bypass gástrico.

En la actualidad se están introduciendo nuevos sistemas de engrampado para evitar esta complicación, pero su uso todavía no se ha extendido.

"COMPLICACIONES", pág. 93

VENTAJAS

- Su ventaja primaria es que permite que los alimentos y las vitaminas (así como las calorías) se absorban completamente en el organismo.
- Es reversible y de baja dificultad.
- Tiene bajo riesgo de complicaciones.

En un principio las bandas gástricas eran NO AJUSTABLES; es decir: una vez en su lugar, la tensión de este *cinturón* (y con él, el tamaño del estómago) no podía modificarse. Aunque esta técnica fue reemplazada en gran medida por las BANDAS AJUSTABLES, en algunos países continúa practicándose dado su menor costo.

✓ Banda gástrica no ajustable (Fija)

Esta técnica fue reemplazada, en gran medida, por las bandas ajustables. Sin embargo, en algunos países continúa practicándose porque este procedimiento alcanza, en el corto plazo, resultados similares a la banda gástrica ajustable con menos costo y complicaciones (la banda no ajustable está hecha de un material más suave, razón por la que provoca menos irritación). Sin embargo, a largo plazo, sus resultados son pobres y el nivel de complicaciones es mayor.

Al igual que con la banda ajustable, ésta crea una pequeña bolsa gástrica conectada con el estómago a través de un canal que puede tener entre 10 y 12 mm de diámetro. La principal diferencia entre ambas es que en la no ajustable las medidas del canal que conecta los dos *estómagos* deben ser establecidas con precisión durante la cirugía ya que, como su nombre lo indica, no puede ser ajustada posteriormente, lo que elimina la posibilidad de modificar el tamaño de la salida para acelerar o desacelerar la pérdida de peso.

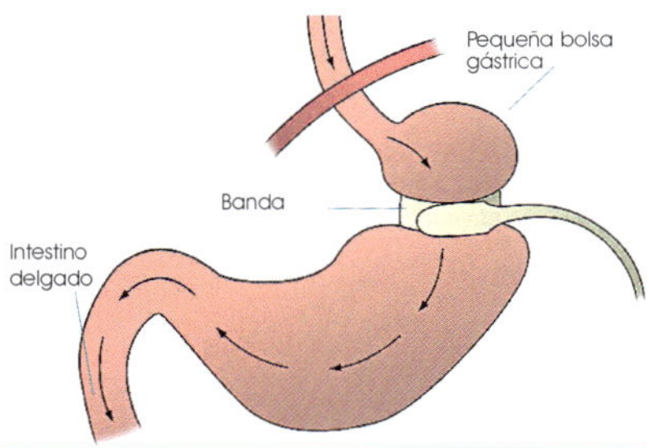

Banda gástrica no ajustable

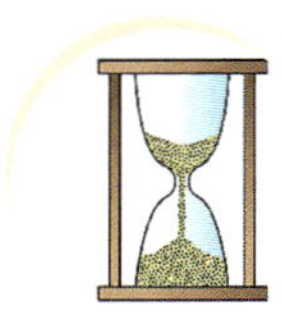

A pesar de que el uso de este procedimiento se extiende rápidamente, no fue aprobada por la FDA de Estados Unidos hasta el 2001.

Principio de la banda gástrica

•Banda gástrica

(Bioenteric LapBand® System)

La primera intervención de banda gástrica la realizó Lawrence H. Wilkinson, en 1978. Pero el gran impulsor del procedimiento fue el médico argentino Marcelo Molina Iberia quien lo introdujo en los Estados Unidos entre 1980 y 1981 al mismo tiempo que el Dr. K. Kolle lo introducía en Noruega.

En 1982, los investigadores austríacos *G. Szinicz* y *G. Schnapka* desarrollaron y probaron en animales un procedimiento conocido como **banda gástrica,** que consistía en la colocación de un *cinturón* para dividir al estómago en dos partes sin necesidad de cortar ni suturar como se hace en la gastroplastía vertical.

Este procedimiento, adaptado para uso clínico en 1986 por el cirujano ucraniano Lubomyr Kuzmak, más tarde se benefició con nuevas técnicas quirúrgicas como la *laparoscopia.*

Así fue desarrollada la **banda gástrica LAPBAND System**, que cuenta además con otras mejoras como un sistema de inflado de la banda que permite cerrarla -ajustarla- sin necesidad de sutura ni cortes.

La banda gástrica es un procedimiento relativamente simple. Su mecanismo de acción es la **restricción externa;** es decir: se limita la ingesta reduciendo el tamaño del estómago mediante la colocación externa de una banda (diferente a la restricción interna que produce la introducción del balón en el estómago).

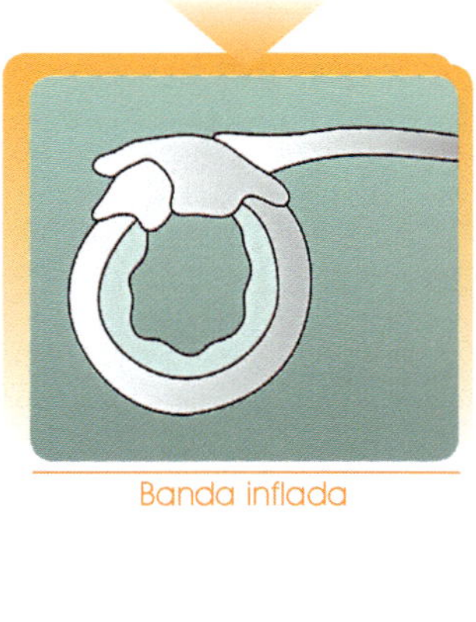

Banda inflada

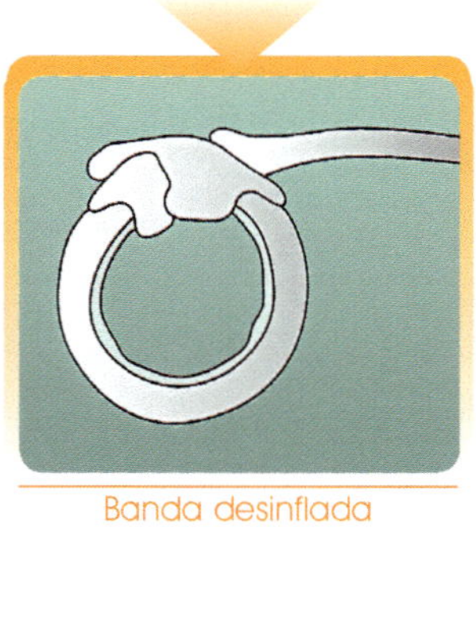

Banda desinflada

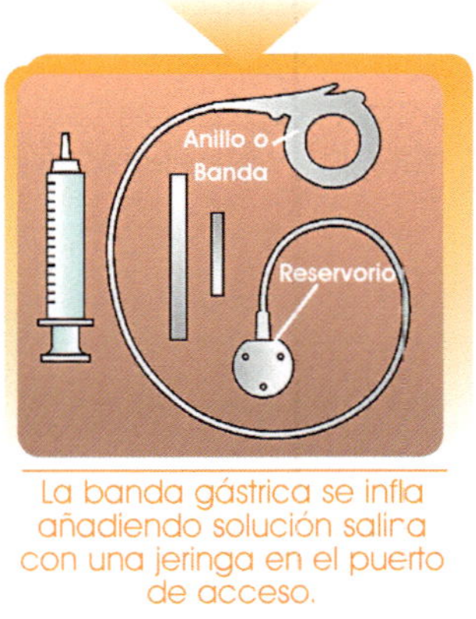

La banda gástrica se infla añadiendo solución salira con una jeringa en el puerto de acceso.

Como no requiere cortar ni suturar el estómago, este procedimiento (ajustable o no ajustable) es el menos invasivo de todas las cirugías bariátricas.

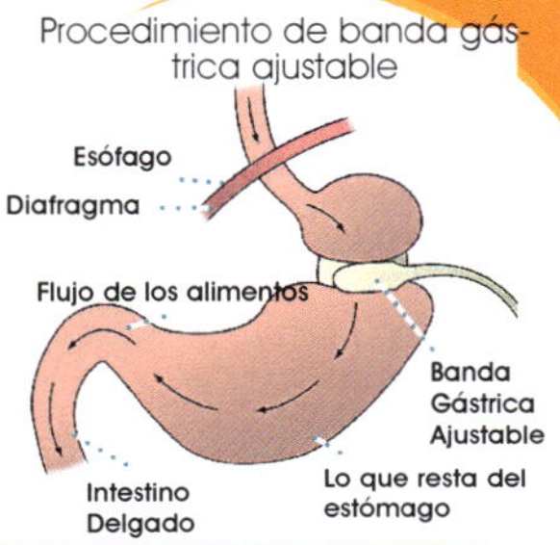

Banda gástrica ajustable

Banda gástrica ajustable

La **banda gástrica LAP-BAND SYSTEM** es un dispositivo que consiste en un anillo de siliconas con un puerto de acceso, pequeño dispositivo que queda bajo la piel y permite agregar o quitar líquido para inflar o desinflar la banda. El dispositivo está ajustado por un conducto flexible.

La banda se coloca alrededor de la parte superior del estómago y, una vez en su lugar, se la fija. De ese modo, la banda rodea al estómago de forma similar a como lo haría un cinturón hasta darle un aspecto parecido a un reloj de arena. Es decir: una pequeña bolsa gástrica superior que se conecta con el resto del estómago (bolsa gástrica inferior) por un pasaje sumamente angosto de aproximadamente 1,3 cm (denominado *estoma*) a través del cual los alimentos pasan lentamente al resto del sistema digestivo.

La característica más importante de la **banda gástrica ajustable** es que si una persona no está perdiendo suficiente peso, la misma puede ajustarse fácilmente sin necesidad de volver a operar, ya que el cirujano inserta una aguja a través de la piel en el dispositivo conectado a la banda (puerto de acceso) que permite absorber o introducir agua esterilizada o solución salina para desinflar o inflar la banda respectivamente, según las necesidades del paciente.

PARA TENER EN CUENTA...

A diferencia del balón gástrico, la banda ha sido diseñada para ser **usada por tiempo indefinido.**

Sin embargo, si surgen complicaciones o no se bajó el peso esperado, puede ser necesario removerla.

Una vez retirada, el estómago recupera el tamaño original y en consecuencia también el peso.

Cuando esto ocurre, algunos pacientes deciden realizarse otro tipo de cirugía (como el bypass gástrico o la derivación biliopancreática) en el mismo acto quirúrgico para generar una mayor pérdida de peso.

Un **banda demasiado ajustada** para acelerar la pérdida de peso podría ser contraproducente, ya que de este modo los alimentos podrían no pasar al estómago mayor produciendo una obstrucción del estoma que impide el pasaje de alimentos.

Cuando la banda se infla, el estoma (conexión entre los dos estómagos) se hace más angosto, con lo que reduce la capacidad de la bolsa gástrica para recibir alimentos y, al mismo tiempo, enlentece su paso hacia el resto del estómago, lo que contribuye a generar saciedad y refuerza la pérdida de peso.

En cambio, si la persona está perdiendo demasiado peso, lo está haciendo muy rápidamente o tiene gran dificultad para pasar la comida, la banda puede desinflarse un poco, acción que facilita el pasaje de los alimentos.

Al momento de la intervención, **la banda suele dejarse parcialmente desinflada para que el estómago pueda acostumbrarse a su nueva forma.**

Por lo general, **el primer ajuste se hace a las 6 semanas** de la colocación, y la tensión de la banda depende de cada paciente en particular, ya que es posible que se requieran entre 2 y 6 ajustes para obtener los mejores resultados.

Al igual que con el balón gástrico, el paciente intervenido con la banda recibe una tarjeta con información sobre el procedimiento que se le ha realizado.

Lo *ideal* es que la banda esté lo suficientemente ajustada como para que la persona intervenida pueda comer los alimentos con comodidad pero en menor cantidad, y de ese modo perder peso de forma gradual. Una vez que el paciente es dado de alta, puede retomar en poco tiempo su vida normal.

De no mediar complicaciones y siguiendo las recomendaciones del equipo profesional, tanto la banda como el puerto de acceso ubicado bajo la piel no causan dolor ni incomodidad, como tampoco afectan la capacidad de hacer actividad física (incluyendo ejercicios vigorosos).

CONTRAINDICACIONES

La gastroplastia vertical y la banda gástrica no están recomendadas en los siguientes casos:

- **Enfermedad inflamatoria del tracto gastrointestinal:** Incluye esofagitis severa, ulceración gástrica, ulceración duodenal o inflamaciones específicas como la enfermedad de Crohn.
- **Enfermedades cardíacas o pulmonares severas u otras enfermedades orgánicas serias** que comprometan la seguridad del procedimiento.
- **Sangrado gastrointestinal superior** ocasionado por várices gástricas, congénitas o teleangiectasia intestinal adquirida (dilatación anormal de los vasos sanguíneos).
- **Hipertensión portal** (aumento en la presión sanguínea dentro de la vena porta, encargada de llevar sangre al hígado).
- **Cirrosis** (fibrosis del hígado).
- **Pancreatitis crónica** (inflamación del páncreas).

En general, estas complicaciones suelen ser controladas con el uso de medicación prescripta por el profesional según el grado de malestar que el paciente sienta.

- **Infección** en alguna parte del cuerpo o donde haya posibilidad de contaminación antes o durante la cirugía.
- **Tratamientos a largo plazo con esteroides.**
- **Poca disposición a cumplir con las restricciones de la dieta** exigidas por este procedimiento.
- **Comer compulsivo** relacionado -o no- con una enfermedad congénita (por ejemplo, síndrome de Prader Willi).
- **Cuando se tiene -o se sospecha- una reacción alérgica** a los materiales contenidos en el sistema o que han mostrado intolerancia al dolor.
- **Diagnóstico de enfermedades del tejido conectivo** tales como lupus eritematoso o esclerodermia.
- **Embarazo:** Este procedimiento no debe realizarse en mujeres embarazadas. Aquellas que queden embarazadas tras la operación pueden requerir que la banda sea desajustada.

VENTAJAS

- Su ventaja primaria es que permite que los alimentos y las vitaminas (así como las calorías) se absorban completamente en el organismo.
- La pérdida del exceso de peso varía entre un 28 y 87%.
- Bajo riesgo quirúrgico.
- Es ajustable.
- Puede ser revertida.

RESULTADOS

De acuerdo a algunos estudios, los pacientes intervenidos con la banda gástrica pueden lograr una pérdida promedio de hasta el 60% de su sobrepeso a los tres años.

Algunas personas pueden conseguir un mayor descenso, mientras que en otras el descenso puede ser bastante menor o no producirse, ya sea debido a complicaciones de la operación o, con mayor frecuencia, al no cumplimiento de las recomendaciones médicas *(por ejemplo, si consumen líquidos o alimentos blandos con muchas calorías).*

Aunque no se recomienda la colocación de la banda en obesos con tendencia excesiva a comer alimentos dulces debido a que este comportamiento podría *sabotear* la intervención, en algunos casos este hábito alimentario disminuyó notablemente luego de la intervención.

"COMPLICACIONES", pág. 93

Mecanismo malabsortivo

Derivación biliopancreática

Creada en 1976 por el cirujano italiano *Nicola Scopinaro*, la **derivación biliopancreática** es un procedimiento que utiliza el mecanismo malabsortivo que apunta a reducir la absorción de la grasa.

Al igual que el bypass gástrico, la técnica de Scopinaro, desvía el trayecto de los jugos y los alimentos para que recién se unan en una porción más baja de los intestinos. Para lograrlo, se corta la parte superior del estómago y se le une un segmento del intestino por el cual pasarán los alimentos.

Sin embargo, existen algunas diferencias importantes entre la derivación biliopancreática y el bypass gástrico:

1. En lugar de crear dos estómagos como en el bypass (uno para recoger los alimentos y otro para producir los jugos gástricos), en la derivación biliopancreática directamente se extirpa la mayor parte de este órgano (cerca del 75% del tamaño total) quedando únicamente la bolsa gástrica (aquí llamada **remanente gástrico**).

De esta forma, el estómago restante es de mayor tamaño que la bolsa gástrica del bypass, lo que permite comer porciones relativamente *normales*, algo que vuelve atractivo este procedimiento para quienes no están dispuestos a reducir el consumo de alimentos con alto contenido de grasa.

2. Con la derivación biliopancreática se saltea una porción más extensa de intestino delgado. Como consecuencia, la comida se une con los jugos digestivos a sólo 50-100 cm de la unión de intestino delgado con el colon, lo cual produce un mayor grado de malabsorción, permitiendo que sólo un pequeño porcentaje del alimento sea absorbido.

Debido al alto grado de malabsorción, los pacientes que son intervenidos con la derivación biliopancreática tienen un **mayor riesgo de experimentar pérdida de proteínas, déficit de vitaminas y minerales y síndrome de Dumping** -ver pág. 99-. Esta es otra razón por la que el remanente gástrico es mayor **-el estómago queda con una capacidad de 300 a 500 cc-**, ya que si al alto grado de malabsorción se le sumara la restricción de una bolsa gástrica pequeña, aumentaría la probabilidad de incrementar la falta de nutrientes.

Más allá de los suplementos que el médico o nutricionista indican oportunamente, es importante que el paciente seleccione alimentos nutritivos para compensar este problema. -Ver *Dieta post-quirúrgica*, pág. 125-.

Por otra parte, la ausencia de jugos biliares en un segmento del intestino sumado a la presencia de alimentos no digeridos en el colon y a la menor longitud del intestino producen cambios en la flora intestinal que pueden provocar, en algunos casos, síntomas como flatulencia, diarrea y mal aliento, entre otros -ver *Complicaciones*, pág. 93-

Además, es posible que el cirujano remueva el apéndice -para prevenir inflamación-, y la vesícula -para evitar la formación de cálculos-.

CÓMO ES EL PROCEDIMIENTO

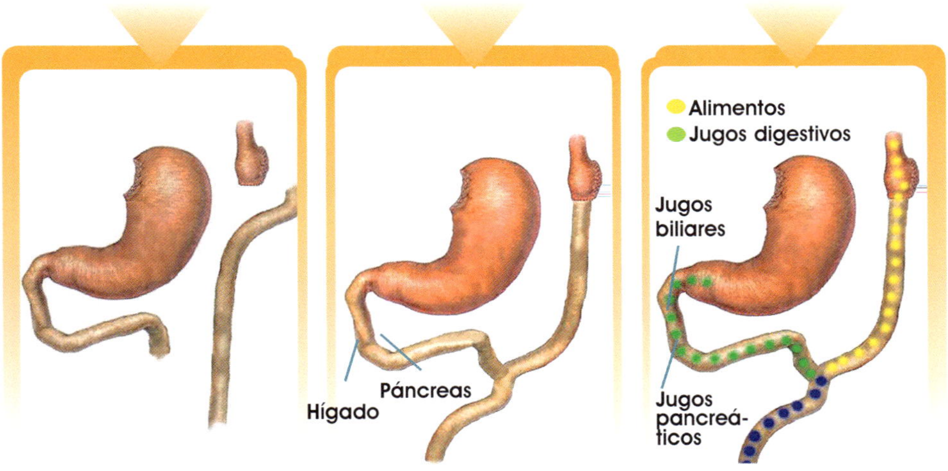

Corte del estómago y el intestino

Derivación con parte faltante del estómago

Derivación biliopancreá-tica

✔ Derivación biliopancreática con cruce duodenal -DBCD-

Es una variación del procedimiento anterior en el que, en lugar de cortar horizontalmente el estómago en su parte superior, se lo corta verticalmente conservando la comunicación normal entre estómago e intestino (píloro).

Al conservar el píloro, los alimentos pasan más lentamente y en forma controlada al intestino, reduciendo las posibilidades de sufrir síndrome de Dumping -ver pág. 99- y/o diarrea, aunque hasta un 10% de los pacientes operados con esta técnica pueden presentar dichos síntomas.

Con el cruce duodenal se conserva también una porción del duodeno (la primera sección del intestino unida normalmente al estómago), lo cual ayuda a reducir posibles problemas de malnutrición.

Debido a estos beneficios, cuando se realiza una derivación biliopancreática se prefiere hacerla con cruce duodenal.

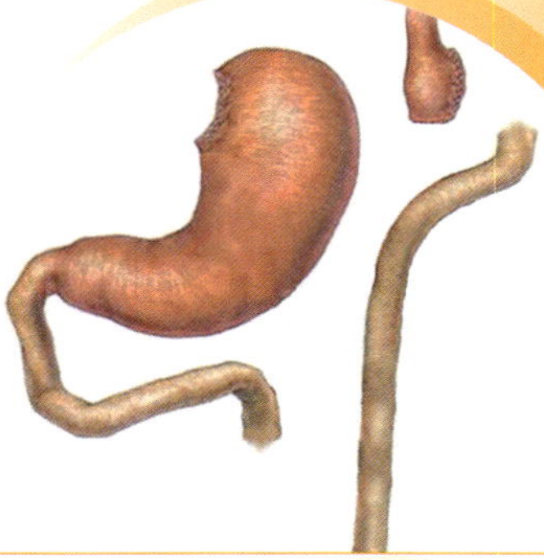

Corte vertical del estómago

CONTRAINDICACIONES

Al igual que en el bypass gástrico que se encuentra a continuación, las contraindicaciones de la derivación biliopancreática son las mismas que las de las cirugías bariátricas en general ya que no tienen otras contraindicaciones específicas.

RESULTADOS

La DBCD favorece una pérdida del 70 al 90% del sobrepeso, transformando a este procedimiento de la cirugía bariátrica en el que da mejores resultados, siempre que sea realizado por profesionales expertos, en pacientes bien seleccionados y que además, se realice el seguimiento adecuado. Por otra parte, este procedimiento requiere más cuidados de por vida y el riesgo de desnutrición -y flatulencias- es más alto.

Algunos estudios aseguran que la derivación biliopancreática es más efectiva que el bypass gástrico para reducir el colesterol y los triglicéridos.

VENTAJAS

- Es particularmente beneficiosa para los pacientes que tienen un IMC superior a 50, ya que podrían disminuirlo a 30 al cabo de dos años.
- Hasta un 80% de los pacientes puede comer prácticamente en forma normal, con una menor restricción en la cantidad de alimentos (el estómago resultante es mayor -300 a 500 cc- que en el resto de las operaciones) y tiene un mayor rango de alimentos bien tolerados sin que se produzca el síndrome de Dumping.

PARA TENER EN CUENTA...

La posibilidad de realizar una *alimentación prácticamente normal* no significa que el paciente pueda comer cualquier cosa. Es decir: si la dieta consiste básicamente en alimentos con alto contenido en grasas y bajo de nutrientes, el organismo no podrá satisfacer los requerimientos vitamínicos y minerales básicos para mantener un buen estado de salud.

"COMPLICACIONES", Pág. 93

Mecanismo mixto

Bypass gástrico

En este procedimiento el estómago se divide en un segmento pequeño y otro mayor que es *salteado* (bypass) por los alimentos, los cuales pasan desde la pequeña bolsa gástrica directamente al intestino, al que se une mediante suturas.

En sus primeros pasos, un importante riesgo del bypass consistía en que ese segmento salteado sufriera una obstrucción, complicación que podía resultar fatal si no era tratada a tiempo.

Por esta razón, y tras años de desarrollo, se introdujo una variación conocida como *Y de Roux*, por la cual los alimentos y jugos digestivos siguen caminos diferentes para luego unirse en una porción más baja del intestino, como se ve a continuación.-

El bypass gástrico debe su nombre a que los alimentos que el paciente ingiere *saltean* (bypass) una gran porción del estómago y buena parte del intestino delgado.

CÓMO ES EL PROCEDIMIENTO

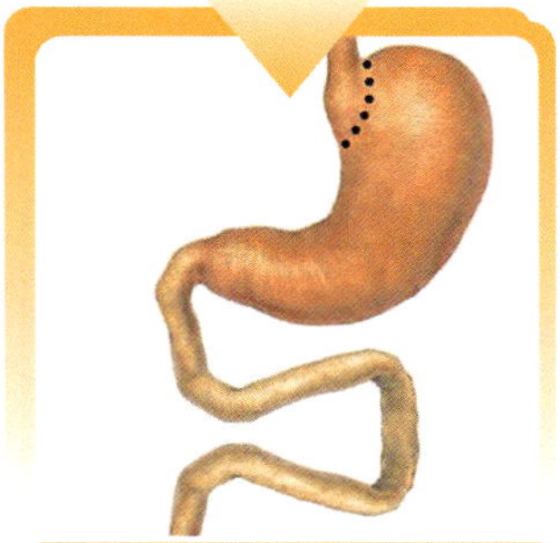

1. El estómago se corta, creando una bolsa gástrica de unos 30 a 70 cc que recibe los alimentos desde el esófago.

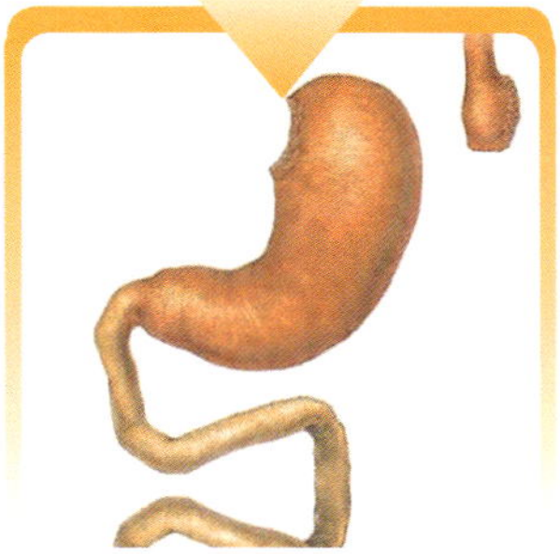

2. Ambas incisiones quedan bien cerradas con grampas y suturas.

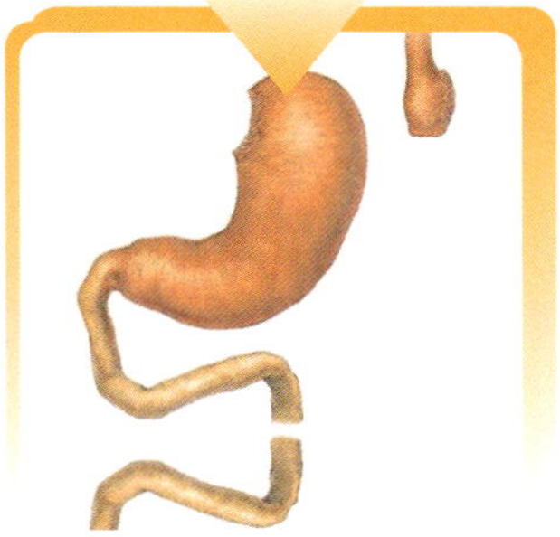

3. Se corta el intestino delgado a unos 60 cm para unirlo a la bolsa gástrica.

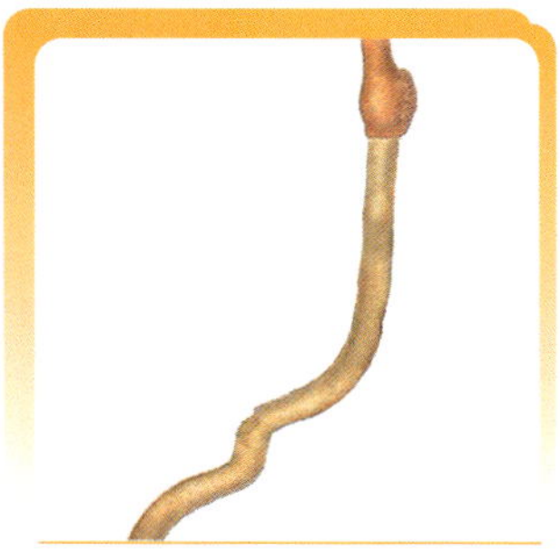

4. El intestino delgado se lleva hacia arriba para ser unido a la bolsa gástrica dejando una rama alimentaria de 1,5 a 3 metros.

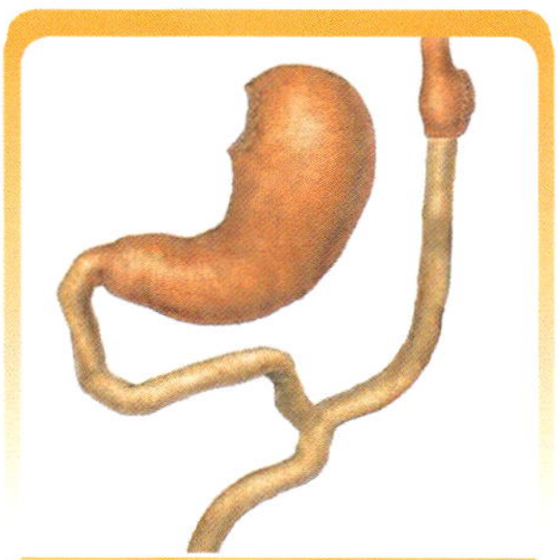

5. Se adhiere el intestino a la bolsa gástrica mediante suturas y/o grampas logrando que los alimentos *salteen* el estómago.

PARA TENER EN CUENTA...

El estómago no se *cae*, queda fijo a ligamentos que lo unen a diversas partes del abdomen.

Este procedimiento permite que los alimentos desemboquen directamente en una porción más baja del intestino delgado a través de esta conexión creada artificialmente (**rama alimentaria**) sin pasar por el duodeno y salteando gran parte del yeyuno, por lo que un porcentaje variable de las grasas provenientes de los alimentos pasa a través del sistema digestivo sin ser digerida.

El segundo segmento (**rama biliopancreática**), lleva jugos pancreáticos y biliares que se mezclan con los alimentos en el lugar en que se unen artificialmente los dos segmentos del intestino.

La rama biliopancreática y la alimentaria construyen dos brazos en forma de "Y": uno con alimentos, otro con jugos digestivos. Éstos, una vez unidos, continúan en un canal común (**rama -o asa- final común**) en la que entran en contacto y comienza el proceso de absorción de los alimentos a través del que siguen su curso normal hacia el colon.

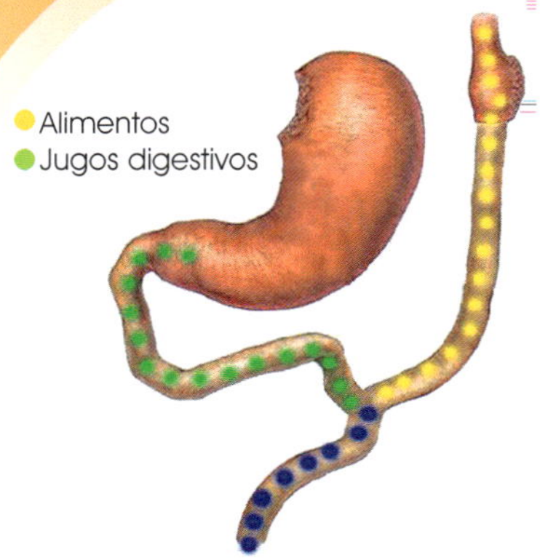

Nuevo recorrido de los alimentos y de los jugos digestivos. Comienzo de la absorción en la rama final común.

SÍNDROME DE DUMPING:
El cuarto mecanismo para perder peso

Considerado como una complicación de la cirugía bariátrica, el síndrome de Dumping es, en el caso del bypass gástrico, el cuarto mecanismo que posibilita la pérdida de peso; es decir: se transforma en un efecto secundario deseable ya que favorece un mayor control de la ingesta de alimentos y bebidas dulces por parte de los pacientes debido a que, en exceso, ocasionan síntomas tales como mareos, palpitaciones y náuseas, entre otros.

Más información, pág. 99

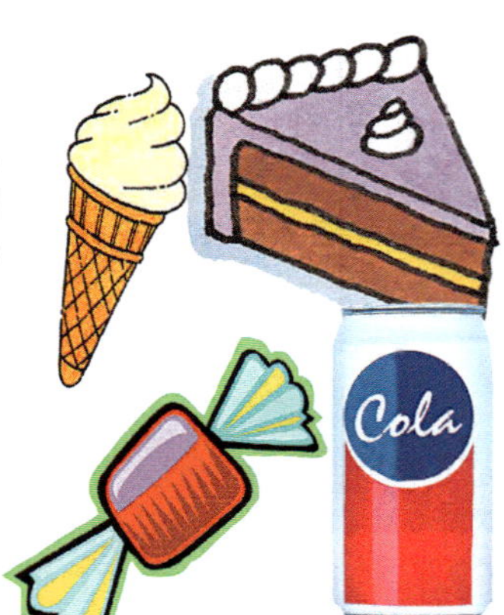

MECANISMOS DE ACCIÓN DEL BYPASS

1. Restrictivo:
Creación de una bolsa gástrica que limita la ingesta de alimentos.

2. Malabsortivo
En los intestinos se produce malabsorción de las grasas ya que comienza recién en la unión artificial de los segmentos intestinales -rama común-.

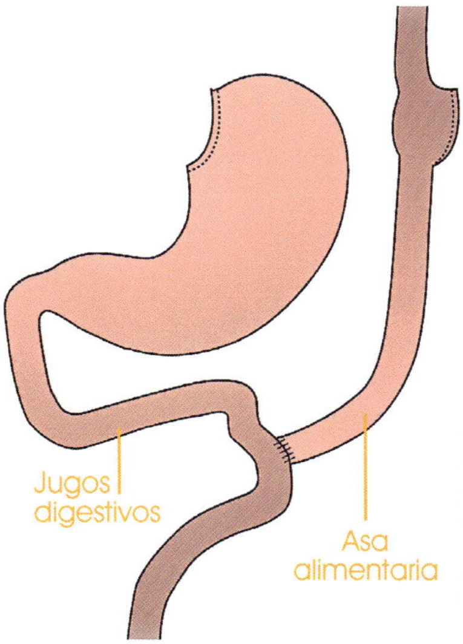

3. Hormonal
Favorece cambios en la producción de las hormonas: *Grelina (estómago) y -GLP-1/ NPYY (intestino).

4. Dumping
Reacción del organismo al consumo excesivo de alimentos y bebidas dulces que favorece un control voluntario de la ingesta.

MÁS DATOS

En la actualidad, muchos cirujanos suelen combinar el bypass gástrico con el uso de un anillo o banda que se coloca alrededor de la bolsa gástrica para reforzar la restricción. Esta técnica, creada por el cirujano *Rafael Capella*, consiste en crear una pequeña bolsa gástrica (menos de 25 ml de capacidad), cortando al estómago en forma vertical y separándolo del resto del órgano. A continuación se coloca alrededor de la bolsa gástrica un anillo de siliconas similar al que se utiliza en la gastroplastía vertical con banda, creando un pequeño conducto *(estoma)* por el que los alimentos pasan con mayor lentitud hacia los intestinos. Además, este anillo impide que el estómago se estreche y obstruya el recorrido de los alimentos.

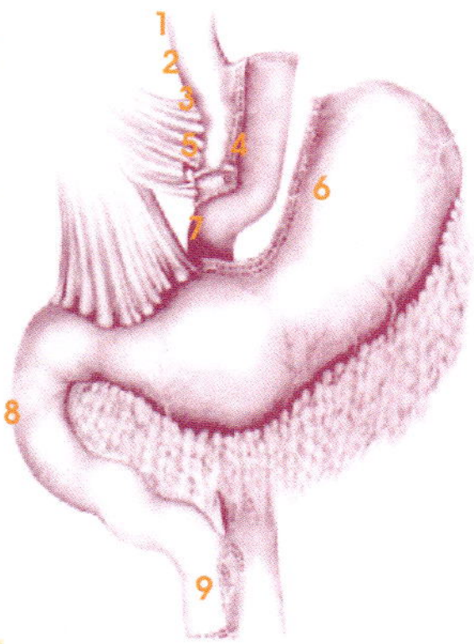

1. Esófago
2. Cardias
3. Reservorio (estómago pequeño)
4. Unión gastroentérica
5. Anillo (banda)
6. Estómago excluido de la circulación alimentaria
7. Asa ascendida
8. Duodeno
9. Empalme enteroentérico

A fines de los 80, más del 68% de las intervenciones realizadas correspondía a procedimientos *simples* como la gastroplastía y la banda gástrica. Doce años más tarde, sólo el 7,6% de las cirugías bariátricas realizadas eran procedimientos restrictivos, en tanto más del 90% de las que se realizaban por entonces eran las denominadas *complejas*: bypass gástrico y derivación biliopancreática. En una encuesta realizada en 2003 por la Sociedad Española de Cirugía de la Obesidad -SECO-, las gastroplastías hechas en España correspondían a menos del 1% de los casos.

Variaciones del bypass gástrico

En el bypass, la longitud de la rama alimentaria puede aumentarse para generar mayor malabsorción.

De acuerdo a dónde se corta el segmento del intestino y a la longitud de la rama final común en la cual los alimentos se unen con los jugos digestivos, el bypass puede ser:

- Distal: El más largo. Los **alimentos saltean la mayor parte del intestino delgado quedando sólo una mínima porción** donde se absorben los alimentos. Este procedimiento implica los mayores riesgos de complicaciones nutricionales, gases y diarrea. Suele ser utilizado en pacientes con un IMC superior a 60.
- Medial: Los **contenidos del estómago se mezclan con los jugos digestivos en la porción media del intestino delgado.**
- Proximal: **Los segmentos del intestino delgado se unen más cerca del estómago y sólo una pequeña porción es excluida del proceso de digestión**. Por esta razón, **este último procedimiento, tiene menos posibilidades de dar lugar a deficiencia de nutrientes**, aunque, al mismo tiempo, **la malabsorción y la pérdida de peso son menores**.

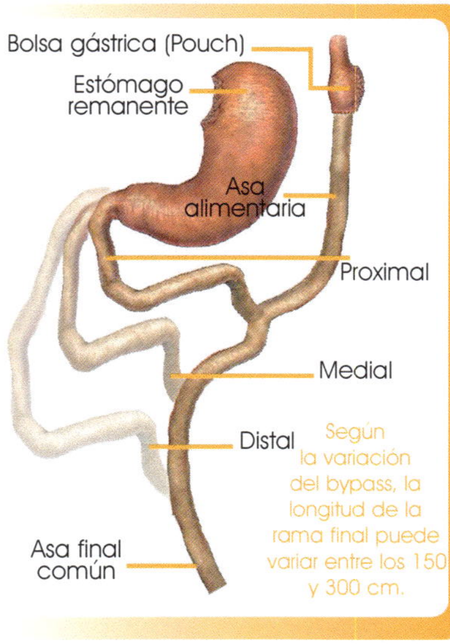

Según la variación del bypass, la longitud de la rama final puede variar entre los 150 y 300 cm.

CONTRAINDICACIONES

Las contraindicaciones del bypass gástrico son las mismas que para las cirugías bariátricas en general -ver *Contraindicaciones*.

RESULTADOS

El bypass gástrico es el procedimiento más usado en los Estados Unidos y uno de los que mayor pérdida de peso permite alcanzar superando a los procedimientos restrictivos (balón, gastroplastía vertical, banda). La pérdida máxima de peso se alcanza entre los 12 y 18 meses, momento en que en ausencia de ejercicio físico o inadecuado seguimiento se puede observar una recuperación de algunos de los kilos perdidos. Además, tiene un reducido índice de complicaciones y baja mortalidad (0,3 al 1%).

"COMPLICACIONES", Pág. 93

VENTAJAS DEL BYPASS

- Mayor mantenimiento de los logros.
- Menor índice de reoperaciones.
- Mayor pérdida del apetito.
- 2000 estudios realizados con más de 500 pacientes demostraron que el 96% de las complicaciones asociadas a la obesidad mórbida (dolor de espalda, apnea de sueño, presión arterial alta, diabetes, dislipemia, artrosis y depresión) fueron mejoradas o resueltas.

Qué es la estimulación gástrica

Esta nueva tecnología, desarrollada en Italia a mediados de los ´90, consiste en la aplicación de una **corriente eléctrica al estómago** a través de un dispositivo similar a un *marcapasos cardíaco* colocado mediante laparoscopía debajo de la piel.

Este dispositivo *-que funciona con una batería-* contiene un reloj interno que determina cuándo enviar pulsos eléctricos mediante los que reduce el apetito, aumenta la saciedad e inhibe la motilidad gástrica *(contracciones del tubo digestivo que regulan el pasaje de alimentos).*

De acuerdo a los datos disponibles:

1. Afecta las actividades mecánicas y eléctricas del estómago activando receptores nerviosos que envían señales de saciedad al cerebro aún sin la presencia de alimentos.

PARA TENER EN CUENTA...

- Un año después de la cirugía, la pérdida del peso puede rondar, en promedio, entre el 60 y el 70% del exceso.
- El 69% de los pacientes alcanzan un IMC inferior a 35: los pacientes con IMC inferior a 50 pueden alcanzar un IMC de 30,26 al cabo de 5 años; y los superobesos llegan a 34,45.

2. Actúa sobre los músculos del aparato digestivo inhibiendo las contracciones que empujan a los alimentos fuera del estómago, lo que podría retrasar el pasaje de los mismos al intestino enlenteciendo la digestión y aumentando la saciedad entre comidas.
3. Induce cambios en las hormonas digestivas que intervienen en el apetito y la saciedad.

Muy poco invasivo, este método prometedor favorece una pérdida significativa de peso e importantes mejoras en la presión arterial, aunque **aún se desconocen sus efectos secundarios, su efectividad y resultados a largo plazo.**

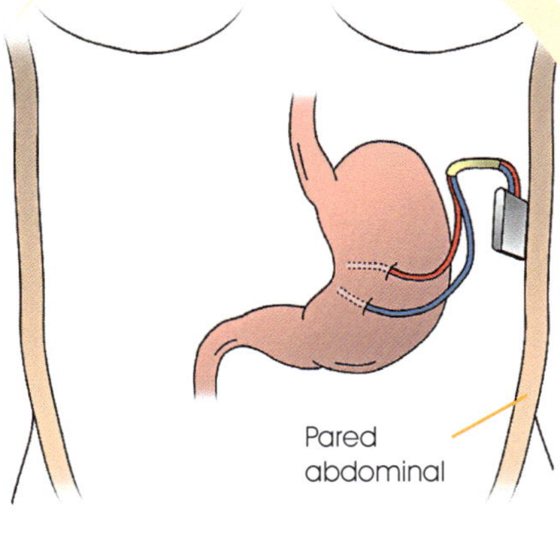

Estimulación gástrica

Se estima que apenas unos 1000 pacientes en todo el mundo han sido tratados con esta técnica.

Laparoscopia vs. cirugía abierta

Como ya se mencionó, la cirugía bariátrica pueden realizarse mediante:

- Cirugía abierta -también llamada laparotomía-.
- Laparoscopia o cerrada.

En la **cirugía abierta** se realiza una incisión en la línea media del abdomen (en su parte superior) de aproximadamente **12 a 15 cm.**

Para contar con una visión completa de los órganos digestivos, el cirujano necesita manipular y separar los intestinos y otros órganos con instrumentos quirúrgicos llamados *retractores.*

Con la **técnica laparoscópica**, en cambio, se hacen pequeñas incisiones de **2 centímetros** de ancho a través de la pared abdominal, por las que se colocan instrumentos y una cámara, que permite ver el interior del abdomen sin necesidad de abrirlo.

En ambos casos, tanto el procedimiento gastrointestinal como los resultados esperados a largo plazo son los mismos.

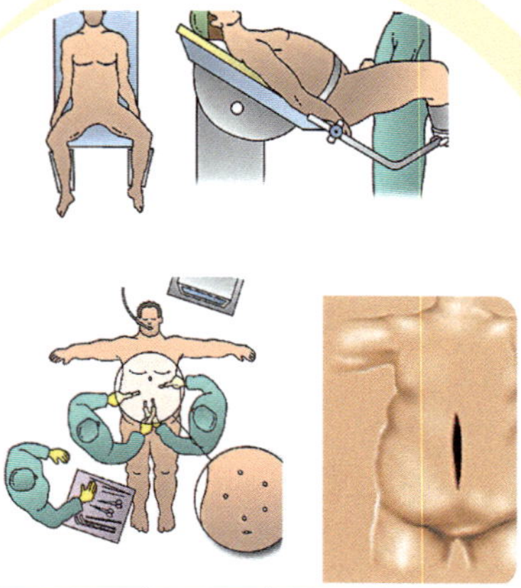

CIRUGÍA ABIERTA
Una sola incisión permite visualizar directamente los órganos.

El cirujano *insufla* (llena de aire) la cavidad abdominal mediante un dispositivo que envía dióxido de carbono a través de un conducto conectado a una aguja. La presión del gas separa la pared abdominal de las vísceras, creando espacio para visualizar los órganos. De esta forma se facilita la manipulación y separación de los intestinos.

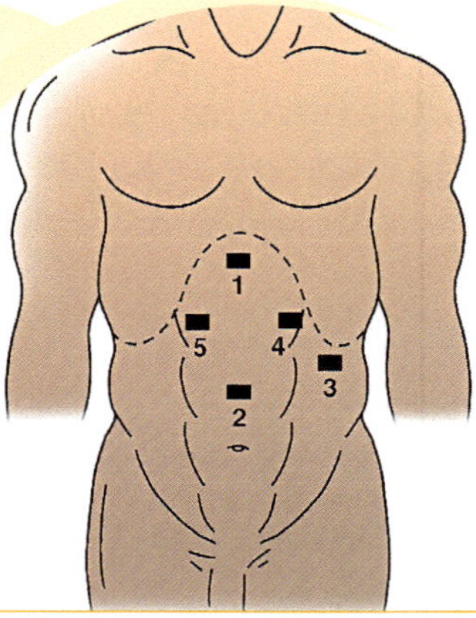

LAPAROSCOPIA
5-6 pequeñas incisiones permiten colocar instrumentos y cámara de video dentro del abdomen.

Una vez insuflada la cavidad abdominal, se retira la aguja y se introducen unos tubos llamados *trócares* dentro de los cuales se colocan los instrumentos que le permitirán movilizar, cortar, suturar, coagular y engrampar.

Uno de los trócares contiene el *laparoscopio,* un lente de unos 30 cm de largo cuyo extremo contiene una pequeña cámara de video de alta resolución que transmitirá las imágenes de la operación a un monitor.

capítulo 3

INSTRUMENTAL QUIRÚRGICO

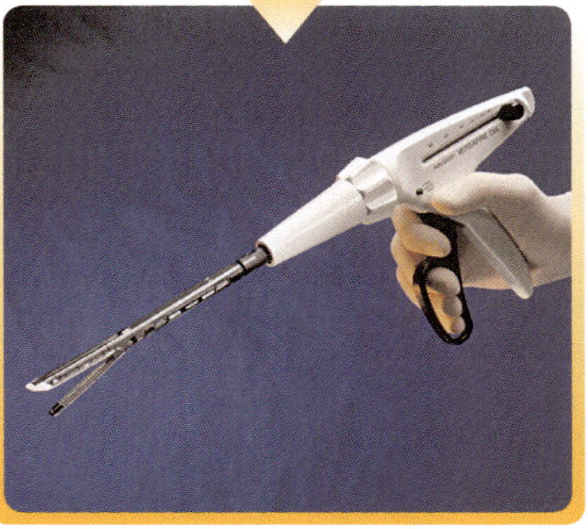

GIA UNIVERSAL: Sutura mecánica lineal cortante para cirugía abierta. Cada carga posee un bisturí incorporado que asegura un corte y coagulación segura y precisa.

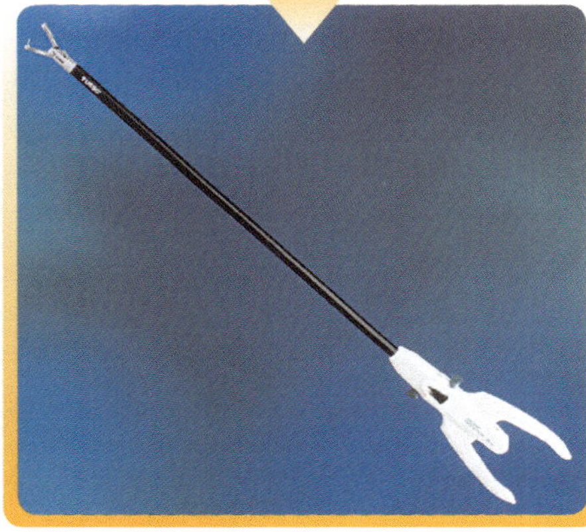

ENDO STICH INTRACORPÓREO: Instrumento para cirugía laparoscópica utilizado para realizar suturas continuas.

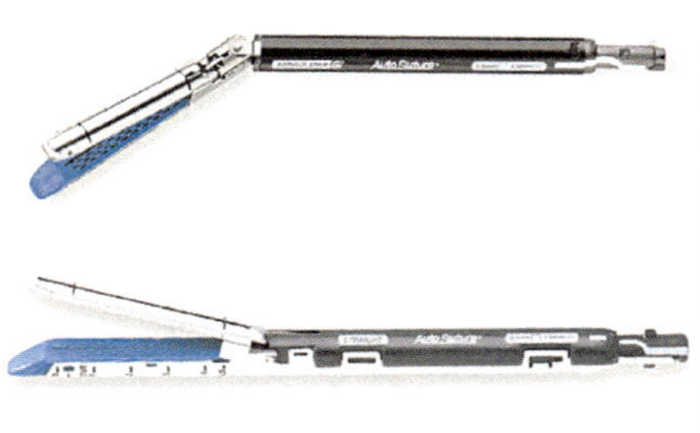

ENDO GIA XL UNIVERSAL: Sutura mecánica laparoscópica extralarga que permite suturas rectas y articuladas. En cada carga posee un bisturí incorporado permitiendo en cada procedimiento cortes perfectos e impidiendo así el riesgo de contaminación o pérdida. Posee 6 hileras de grapas, lo que permite una unión más segura.

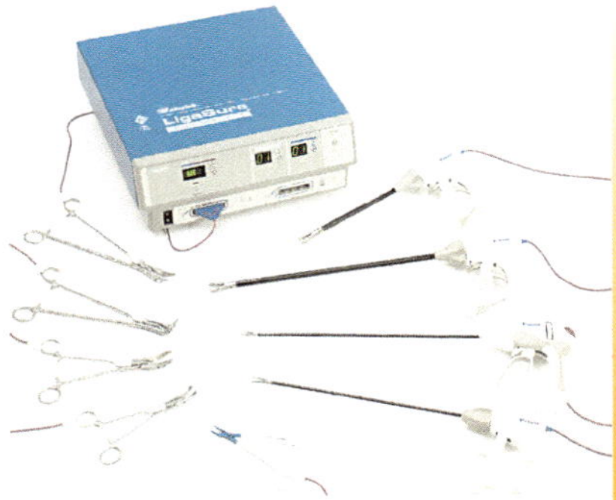

LIGASURE: Generador electroquirúrgico para el sellado permanente y consistente de vasos y tejidos vascularizados de hasta 7 mm al igual que del sistema linfático, mediante la aplicación de energía de radiofrecuencia bipolar modificada y presión mecánica. Aplicable en cirugías abiertas o laparoscópicas con una variedad de instrumentos para cubrir las necesidades del cirujano de acuerdo al procedimiento.

Selección de pacientes

La selección de los pacientes para una operación laparoscópica debe ser rigurosa, ya que se trata de un método relativamente nuevo que requiere un alto grado de especialización, experiencia y pericia técnica.

Por esta razón, algunos centros médicos no la utilizan y en otros, además de tener en cuenta las contraindicaciones comunes de la cirugía, excluyen a ciertos pacientes de la laparoscopía y los refieren directamente a la cirugía abierta para minimizar los riesgos. Entre ellos: hombres con excesiva grasa abdominal o personas con operaciones gastrointestinales previas. Esto se debe a que cuanto más complejo es el procedimiento, más difícil es la laparoscopía, excepto en la banda gástrica, procedimiento que se simplifica cuando se utiliza este método.

CONTRAINDICACIONES DE LA CIRUGÍA LAPAROSCÓPICA

- Presencia de hernias previas con indicación de reparación durante el acto quirúrgico.
- Presencia de adhesiones por cirugías previas que obstaculizan la visibilidad laparoscópica y la disección en general.
- Personas no aptas para la cirugía bariática en general.
- Hígado aumentado de tamaño.

VENTAJAS

Algunas investigaciones revelaron que el método laparoscópico se asocia con:

- Menor dolor post operatorio,
- Mejor estado respiratorio tras la cirugía,
- Recuperación más rápida (alrededor de un día menos) y menos días de internación.

Es posible que en las cirugías más invasivas -como el bypass gástrico- exista una mayor incidencia de complicaciones cuando se utiliza la laparoscopía en vez de la cirugía abierta, especialmente durante el período post operatorio inmediato (las primeras 48 horas).

PARA TENER EN CUENTA...

Aunque ambos procedimientos tienen estadísticas similares en cuanto a seguridad y resultados, la cirugía abierta cuenta con más años de desarrollo por lo que algunos pacientes prefieren que el cirujano utilice esta técnica.

Beneficios de la cirugía bariática

Pérdida de peso

El objetivo de las intervenciones no es sólo bajar de peso sino mantener la pérdida lograda.

Los distintos procedimientos bariátricos alcanzan las mayores pérdidas de peso entre los primeros 6 y 18 meses posteriores a la cirugía. Luego de esta etapa inicial, el compromiso del paciente con **nuevos hábitos saludables** se vuelve crucial **para mantener el nuevo peso ya que el cuerpo** -especialmente en el obeso mórbido- **está programado para recuperar kilos** *(de hecho, con el tiempo son esperables aumentos de peso menores en algunos casos, aunque lejos de los niveles previos a la operación).*

En la mayoría de los casos, la recuperación del peso perdido es producto del abandono de los nuevos hábitos saludables (dieta y actividad física), mientras que en un pequeño porcentaje de pacientes *-especialmente en los procedimientos restrictivos-* la pérdida no llega a ser significativa o incluso puede no producirse. En estos últimos, el resultado insatisfactorio del procedimiento se presenta porque el propio paciente toma líquidos o consume alimentos blandos con alto contenido de calorías *(helados, chocolate o gaseosas)* que no se ven afectados por la restricción.

Aunque para las personas con obesidad mórbida perder peso puede resultar más difícil, los procedimientos bariátricos pueden producir una reducción del exceso que va del 25 al 90% en un período que varía entre 5,10 y 14 años según diversos estudios.

Mejoría -o cura- de enfermedades

Cuando el sobrepeso es leve o moderado, una pérdida sostenida del 10% del exceso mejora todos los factores de riesgo cardiovasculares. En el caso de la obesidad mórbida, la pérdida de peso y su mantenimiento en el tiempo ayudan a mejorar algunas de las enfermedades y problemas que ocasiona.

Tanto es así, que cuando el descenso de peso es muy importante, muchos pacientes logran una recuperación completa de enfermedades crónicas como hipertensión y diabetes; mientras otros pueden reducir significativamente la necesidad de recurrir a la medicación.

Los **resultados** de las intervenciones bariátricas dependen de:

- La edad del paciente y su estado de salud
- El peso previo a la cirugía
- El tipo de procedimiento realizado
- El cumplimiento de las recomendaciones médicas y su seguimiento
- Descenso de peso previo a la cirugía

Por ejemplo:

- **Hipertensión:** Mejoría sostenida de la presión arterial con eliminación de fármacos antihipertensivos o un importante descenso en su uso en el 75% de los pacientes hipertensos intervenidos.
- **Síndrome metabólico:** Reducción de los niveles de triglicéridos y colesterol LDL (*malo*) y aumento del colesterol HDL (*bueno*) que, junto con una mejoría de la hipertensión, llevan a una mejoría del síndrome señalado. Estos

cambios se traducen en una disminución del riesgo de enfermedades cardiovasculares.

- **Problemas respiratorios:**Corrección o mejoría significativa de la apnea de sueño, lo que permite la discontinuación del uso de máscaras nasales (C-PAP) que suelen colocarse para permitir el ingreso de oxígeno.
- **Asma y EPOC -enfermedad pulmonar obstructiva crónica-:** La pérdida de peso y otros mecanismos como la prevención del reflujo gastroesofágico que facilita su desarrollo, producen importantes mejorías en todos los aspectos del asma, incluyendo su gravedad, medicación, hospitalización y ejercicio.
- **Insuficiencia venosa:** Reducción de la presión en la zona abdominal, resolviendo en gran medida el problema de retención de líquidos e insuficiencia venosa y contribuyendo a la cicatrización de las úlceras que resultan de la mala circulación en las piernas.
- **Problemas en articulaciones:** Permiten el tratamiento con prótesis para reemplazar articulaciones (lo que suele ser contraindicado en los obesos mórbidos). En algunos casos es tal la mejoría de los pacientes intervenidos que incluso se evitan cirugías de reemplazo de rodillas y cadera. Además, disminuyen los dolores musculoesqueléticos y lumbares.
- **Dolor de pantorrillas:** Disminución del dolor que suele presentarse durante la realización de actividad física.
- **Reflujo gastroesofágico:** Al reducir la presión ejercida por la grasa en la zona abdominal, la pérdida de peso inducida por las cirugías puede corregir esta condición.
- **Incontinencia urinaria:** Las cirugías de la obesidad se asocian con una corrección del problema en un 95% de los casos a los pocos meses de la intervención. Este resultado podría deberse al descenso de la presión abdominal sobre la vejiga luego del descenso de peso pronunciado.
- **Síndrome de ovario poliquístico:** Por lo general, la pérdida de peso en mujeres normaliza los niveles de hormonas sexuales alterados en la obesidad y la resistencia a la insulina relacionada con este trastorno, aumentando la fertilidad y devolviendo la regularidad en la menstruación.
- **Complicaciones del embarazo:** El descenso de peso supone un menor riesgo de complicaciones del embarazo, en la madre y el feto, y una menor incidencia de partos por cesárea.
- **Riesgo de cáncer:** Disminuye el riesgo de desarrollar cáncer de mama, útero, próstata y otros relacionados con la obesidad.
- **Hígado graso:** Reducción significativa de la infiltración grasa en dicho órgano.
- **Diabetes tipo 2:** El bypass gástrico y la derivación biliopancreática permiten la resolución de la insulinoresistencia y la diabetes hasta en un

80-90% de los casos. Aún cuando la pérdida de peso mejora notablemente los niveles de glucosa -y por lo tanto la gravedad de la diabetes-, el éxito de estas intervenciones podría estar relacionado con otros mecanismos puestos en juego por las cirugías.

- **Mortalidad:** Se relaciona con la mejoría o resolución de factores de riesgo como la diabetes y la enfermedad cardiovascular.

En los Estados Unidos, cerca de 300 mil muertes anuales se relacionan con la obesidad y sus enfermedades asociadas.

BENEFICIOS DE BAJAR DE PESO Y MANTENERSE FÍSICAMENTE ACTIVO, EN COMPARACIÓN CON MANTENERSE OBESO.

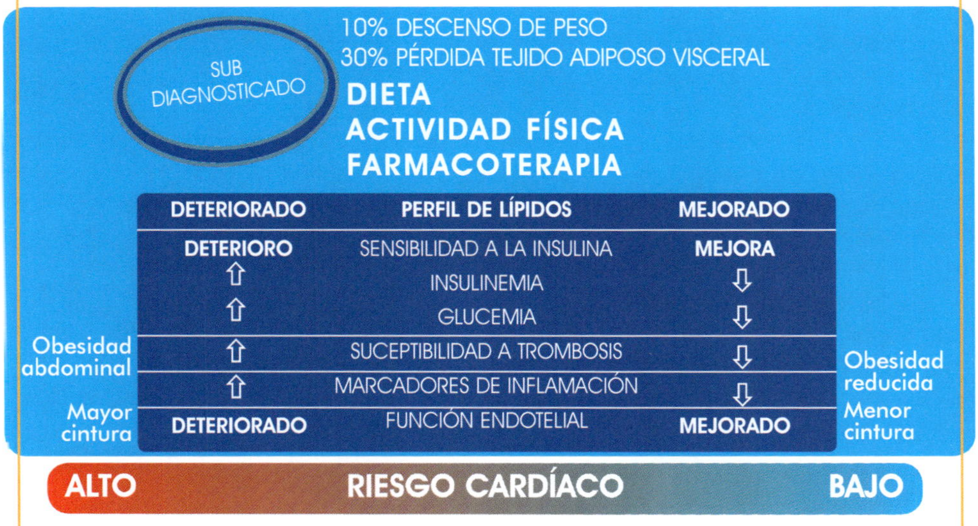

Testimonio

K.M., 65 años. Bypass gástrico.

Hasta hace unos años ni me imaginaba que tenía diabetes tipo 2. Me enteré en un análisis de control. Cuando fui a buscar los resultados me dijeron que llamara urgente al diabetólogo. Me acuerdo que me dijo que fuera inmediatamente a verlo al hospital. Yo le contesté que iría después de bañarme, y el Doctor me dijo vení ya porque estás a punto de tener un coma diabético. *Mis valores de azúcar estaban en 707, una barbaridad. En ese momento empezó mi lucha contra la diabetes. Cada vez que me inyectaba insulina, decía "a vos te voy a vencer". A pesar de que soy enfermera y que conocía la relación entre el peso y la diabetes, había llegado a los 160 kilos y estaba fuera de control. Tenía muchos dolores en las piernas, hipertensión, no podía bañarme sola, era una situación muy fea. Estaba muy deprimida y sin ganas de levantarme de la cama, y así me fui abandonando hasta que el cuerpo dijo "basta". En ese momento yo me controlaba los niveles de azúcar 5 veces por día con 5 pinchazos en el dedo. Finalmente me interné para bajar de peso, y con la dieta, los niveles de azúcar fueron bajando. Pero al volver a casa, volver a comer y con los disgustos de todos los días, se me hacía cada vez más difícil controlarme. Como soy una persona de edad, no podía estar internándome una y otra vez. Quería algo definitivo, o al menos algo que me permitiera llevar de otra manera la enfermedad. Por mi profesión me enteré de las cirugías bariátricas y quise intentarlo. El cirujano me dijo que debido a mi enfermedad y al grado de obesidad había riesgos, pero mi médico clínico me explicó que si no me operaba la diabetes complicaría mucho mi estado de salud. Así que finalmente me operé en el año 2001. La operación fue maravillosa. No tuve dolores, molestias ni complicaciones. No sólo bajé de peso sino que, para mi sorpresa, los valores de azúcar se redujeron muchísimo: al poco tiempo estaban completamente normalizados. No necesité más medicación para la hipertensión ni insulina para la diabetes. Fue como volver a nacer.*

Mejoría en la calidad de vida

La mayoría de los estudios realizados demuestran que las personas que recurren a la cirugía bariátrica para tratar su obesidad mórbida obtienen una mejoría en la autoestima y el funcionamiento social, y una disminución en los síntomas de ansiedad, depresión y agresividad.

Otros estudios señalan que, además, mejoran su nivel social, educativo y económico, debido a que pierden menos días laborales a causa de la enfermedad o sus complicaciones, y ganan una mayor confianza en sí mismos aumentando significativamente su sensación de bienestar.

Algunos pacientes han manifestado sentirse más tolerantes y abiertos al resto de las personas y, al mismo tiempo, admiten que los demás los tratan mejor y son menos discriminados.

• • • •

Testimonios

C.L., 44 años. bypass gástrico.
Hoy me siento bien. Después de mucho tiempo estoy integrado a la sociedad. Dejé de ser el gordo del grupo. *Puedo ir a un restaurante y comer lo que come una persona normal (o menos), y eso es una gran satisfacción.*

• • • •

Lejos de sus 300 kilos, hoy E.L. -intervenido con el bypass gástrico- pesa apenas 86 y siente que su vida cambió...
Puedo caminar, puedo correr (¡hasta llegué a correr una maratón!). Pero lo que más me gusta -y es lo que yo le pedía a la operación- es pasar desapercibido. Antes me miraban como si fuera un extraterrestre o un bicho raro. Hoy nadie sabe mi historia, nadie sabe que fui un obeso de 300 kilos. Incluso mi pareja no supo nada de la operación hasta después de un tiempo. No lo podía creer.

• • • •

A.M. Bypass gástrico.
Cuando estaba gorda no hablaba mucho, no me gustaba. Eso era algo que mi marido siempre me reprochaba y generaba tensión en casa. Ahora hablo más y me animo a hacer más cosas. Me siento espectacular, una mujer nueva. Cada día disfruto de levantarme y no estar postrada. Le doy gracias a Dios por haber podido operarme. Puedo caminar, subir escaleras, ir a bailar y no estar siempre sentada. Antes nada me entraba. Ahora hasta disfruto de elegir la ropa que me queda bien.

• • • •

D.A. Bypass gástrico.
Una de las cosas que más satisfacciones me da es el tema de la ropa. Estoy usando ropa que usaba cuando me casé, hace 10 años. Además, cuando voy a comprar puedo elegir lo que quiero; no como antes que me compraba cualquier cosa. Ni siquiera me fijaba si me quedaba mal o si me gustaba o no. Si me entraba, lo compraba. Al vendedor le decía todo que sí. Hoy es diferente, me siento más seguro, con más autoestima.

• • • •

N.F., 40 años. Bypass gástrico.
Yo llevaba una vida muy solitaria y estaba permanentemente enojada con los demás y conmigo misma. Había dejado de verme en el espejo y elegía ropa de hombre, holgada y oscura para que mi obesidad se notara menos. Además, tenía dolores permanentes en la espalda y vivía tomando calmantes. Después de la operación, no sólo cedieron estos dolores sino que mi estado de ánimo cambió muchísimo.

• • • •

L.S., 50 años. Bypass gástrico.
Para mí la cirugía sólo trajo beneficios. Puedo caminar y ya no necesito pedir un remise cada vez que tengo que salir. Puedo comprar ropa en cualquier negocio y hasta conseguí trabajo. Gracias a la operación puedo hacer una vida normal. Ya no siento agresividad. Me siento más segura, más alegre, más agradable. En una palabra: feliz.

La **vida sexual de los pacientes** también se beneficia con la reducción de peso que favorece la cirugía bariátrica al disminuir los numerosos obstáculos que los obesos mórbidos tienen para disfrutar de una sexualidad plena (falta de aire, problemas de higiene personal, vergüenza de mostrar su desnudez, entre otros).

Aunque luego de la intervención a algunos pacientes les cuesta retomar su vida sexual, esta dificultad no suele estar causada por la cirugía, sino que por lo general se relaciona con las preocupaciones y la ansiedad que trae aparejado el cambio que la intervención bariátrica trajo a sus vidas. En la mayoría de los casos, una vez que se retoma la rutina cotidiana, estos problemas desaparecen al poco tiempo.

Muchos pacientes operados afirman haber mejorado notablemente la frecuencia y calidad de sus encuentros íntimos.

Testimonios

N.F.

La relación con mi pareja cambió para bien. Durante 10 años no me vestí delante de mi marido; todo ese tiempo él no me vio en ropa interior, porque me daba vergüenza haber llegado a ese peso. Hoy siento que recuperé mi matrimonio; que él me ve de otra manera. Y yo me permito cosas que antes no me permitía. Por ejemplo usar otro tipo de ropa interior, seducir, caminar de una manera más sensual o usar ropa más ajustada. Dejé de poner excusas y peros a la hora de tener relaciones sexuales.

D.A.

Para mí el sexo era un trabajo: exigía una gran preparación. Aunque me bañara, a los 20 minutos ya tenía olor debido a los pliegues de la piel y a que tenía problemas para lavarme ciertas partes del cuerpo. Además, cuando tenés más de 200 kilos, sentís que tu pareja en realidad te está haciendo un favor al tener relaciones sexuales. Si yo ya no me gustaba no me quería ni imaginar lo que sentía mi esposa. Aunque ella me dijera que estaba todo bien, no me podía sacar esa idea de la cabeza.

Uno de los grandes miedos míos era no poder tener relaciones sexuales. Después de la cirugía estuve tres meses sin poder conseguir una erección, y recién entonces consulté al médico, quien me dijo que podía ser el miedo que yo tenía, justamente, el que me estaba causando los problemas. En ese momento tenía muchas cosas en la cabeza: mi operación, mi trabajo, estaba adaptándome a mi nueva vida: la cirugía había sido un cambio total. Al poco tiempo dejé de tener problemas y no sólo eso: mi vida sexual está mejor que nunca, recuperé la motivación y el deseo, y también lo hizo mi esposa.

Beneficios económicos

A todo lo anterior es preciso agregar la significativa **reducción en los costos** relacionados con los tratamientos en salud que implica el padecer una o varias de las afecciones mencionadas.

Dada la importancia de este aspecto, que no es menor, se lo considera otro elemento a tener en cuenta entre los beneficios de la cirugía bariátrica.

La razón es que **permanecer gordo** se encuentra **directamente asociado con el aumento del riesgo de contraer enfermedades crónicas importantes**, lo cual ocasiona gastos *extra* al paciente que las padece y genera en el sistema sanitario de su país **costos médicos directos e indirectos** (ver *Cuánto cuesta estar gordo*).

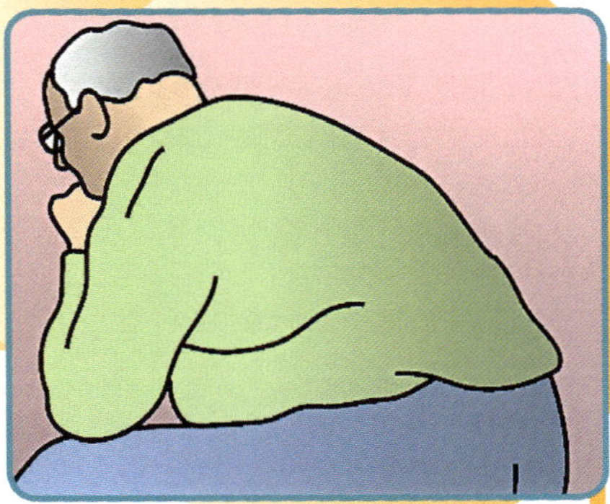

PARA TENER EN CUENTA...

Apoyados en los resultados de una encuesta realizada en California, Estados Unidos, los expertos afirman que:

- Los costos de la salud relacionados con la obesidad y sus complicaciones son mayores a los originados por problemas de alcoholismo o tabaquismo.
- Permanecer obeso es lo mismo que envejecer 20 años debido a la aparición de problemas médicos relacionados con el sobrepeso.
- En los Estados Unidos la mayoría de los hombres y mujeres con diabetes tipo 2 tienen un IMC (Índice de Masa Corporal) mayor o igual a 29 (un sobrepeso aproximado de 15 kg o más).
- Un 33% de las mujeres que tuvieron que realizarse una extracción de vesícula tenían un IMC igual o mayor a 29, y la causa del 90% de las intervenciones fue atribuida directamente a la obesidad.
- La mortalidad por problemas cardíacos es 3 ó 4 veces mayor en las personas obesas.
- La mortalidad por cáncer crece en relación con el aumento de peso. Los tipos de cáncer más comunes son: próstata y colon en el hombre; mama, endometrio, cervical y de ovarios en la mujer.

Debido a este panorama, los especialistas insisten en que la obesidad debe ser considerada una enfermedad que puede llegar a ser tan grave como cualquier otra adicción o enfermedad metabólica o crónica, y por ello merece recursos y programas de prevención por parte del gobierno, las empresas y los centros educativos.

Cuánto cuesta ESTAR GORDO

✓ Costos directos: Inversión necesaria para los servicios de prevención, diagnóstico y tratamiento (visitas médicas, estudios complementarios, medicamentos, internaciones) tanto de la obesidad como de las enfermedades asociadas a ésta. *Refleja el valor de los recursos económicos que podrían ser utilizados para otros fines si no existiera la obesidad.*

En Estados Unidos:
-**u$s158.6 mil millones** anuales para tratar enfermedades asociadas con el sobrepeso. Las más comunes: diabetes tipo 2, ataque cardíaco, hipertensión y artritis.
-**u$s 238 mil millones** en tratamientos de la obesidad.

✓ Costos indirectos: Pérdida de días laborales y disminución de la productividad debido a enfermedades relacionadas con la obesidad y casos de muerte prematura.

En Estados Unidos:
-Pérdida de **u$s 47.6 mil millones** anuales.
En Australia:
-Los niveles de mortalidad causados por la obesidad son similares a los de ataques cardíacos. Esto refleja la influencia de las enfermedades vinculadas a la obesidad y el riesgo aumentado de la mortalidad prematura.

••••

El estudio Sueco de Pacientes Obesos (SOS) -uno de los más importantes realizados a la fecha sobre cirugías de la obesidad- halló que la cirugía se *amortiza* (es decir: permite recuperar la inversión realizada para pagar su costo) a los 3 años, debido a la reducción de gastos médicos y la disminución del ausentismo laboral, entre otras razones.
Otro estudio demostró que el costo de las medicaciones para tratar las comorbilidades supera al de las cirugías a los 22 meses y continúa en aumento.

••••

capítulo 4

Capítulo 4

Riesgos y complicaciones de cada procedimiento

Contenido:

- Complicaciones generales
- Complicaciones específicas
    - Gastroplastía vertical con banda
    - Banda gástrica ajustable / no ajustable (fija)
    - Bypass gástrico
    - Derivación biliopancreática
    - Derivación biliopancreática con cruce duodenal
- Cómo se reducen los riesgos

Complicaciones generales

En las intervenciones bariátricas existen riesgos y complicaciones que varían de acuerdo al tipo de procedimiento que se utiliza.

Algunos -como el balón intragástrico o la banda gástrica- son más seguros, aunque la pérdida de peso es diferente a la de otros procedimientos más complejos que logran un mayor descenso, pero tienen una aumentada probabilidad de complicaciones como el bypass gástrico y la derivación biliopancreática.

Por otra parte, los riesgos también difieren de acuerdo al tipo de técnica utilizada (cirugía abierta o laparoscopía).

En cualquier caso, es importante tener presente que existen formas de reducir los riesgos -ver pág. 102- y que los candidatos a una intervención bariátrica cuentan de por sí con un riesgo aumentado que amenaza su salud y su calidad de vida debido a la obesidad mórbida que padecen -ver *Complicaciones de la obesidad* en el APÉNDICE-.

De acuerdo al momento en el que se producen, las complicaciones pueden clasificarse en:

- Intraoperatorias: Ocurren durante el procedimiento quirúrgico.
- Perioperatorias (inmediatas o mediatas): Suelen estar relacionadas con el acto quirúrgico y se producen en el período que va desde que el paciente se interna para operarse hasta que es dado de alta.
- Tardías: Pueden ocurrir en cualquier momento luego del alta; a veces, años después.

COMPLICACIONES INTRAOPERATORIAS

Comprenden aquellas relacionadas con el proceso de la anestesia -ver pág. 113- y de la cirugía propiamente dicha.

Las más comunes son:

- **Hemorragias (sangrado) y**
- **Lesiones viscerales (en el hígado o en el bazo, por ejemplo).**

Cuando estas últimas revisten seriedad, puede ser necesaria la extirpación del órgano afectado (el bazo o parte del hígado).

COMPLICACIONES más comunes y PORCENTAJE de pacientes en los que ocurren, de acuerdo a múltiples trabajos.

Complicaciones	Porcentaje
Lesiones intraoperatorias -durante la intervención-	0 - 13,1%
Infecciones importantes de heridas	0 - 3%
Infecciones menores de heridas	0 - 14,3%
Trombosis, embolismo o ambos	0,9 - 1%
Eventración	0 - 8%
Hernia interna	0 - 3%
Complicaciones respiratorias (neumonía, atelectasia pulmonar, insuficiencia respiratoria)	1,9 - 3%
Reoperaciones	0 - 4%
Mortalidad	0,3 -1%

PARA TENER EN CUENTA...

Tras años de desarrollo, las cirugías de la obesidad han sido modificadas con el objetivo de combinar **efectividad con seguridad.** En la actualidad, la mayoría de las complicaciones puede ser tratada con eficacia, y aunque algunas son de cuidado, su incidencia ha sido reducida gracias a importantes avances en la técnica, los instrumentos quirúrgicos, y los procedimientos realizados antes, durante y después de la operación.

En general, si la cirugía es realizada por un cirujano y un anestesista experimentados, este tipo de complicaciones es muy poco frecuente.

COMPLICACIONES PERIOPERATORIAS INMEDIATAS

Ocurren dentro de las 72 horas posteriores a la cirugía y deben tratarse antes de recibir el alta. Entre ellas se encuentran:

- **Apertura de la herida por ruptura de la sutura.**
- **Evisceración:** Poco común, se produce inmediatamente después de la cirugía cuando los intestinos *empujan hacia fuera* entre los músculos donde se realizó la incisión. Sólo se presenta en los casos de cirugía abierta.
- **Hemorragia.**
- **Infecciones menores y mayores.**

COMPLICACIONES PERIOPERATORIAS MEDIATAS

- **Peritonitis:** Inflamación del peritoneo, membrana que recubre la cavidad abdominal, causada por una infección desde los órganos del sistema digestivo que puede tener origen en la ruptura de las suturas.
- **Tromboembolismo pulmonar:** Aunque poco frecuente (0,1-1% de los casos), es una de las complicaciones más serias de las cirugías bariátricas. Se origina con la formación de coágulos sanguíneos -trombos- en el sistema venoso profundo de las piernas que, al "viajar" por el torrente sanguíneo adquieren el nombre de *émbolos* (tromboembolismo).

En el 95% de los casos, el émbolo obstruye una arteria del pulmón. Esto dificulta mucho la respiración, dependiendo del tamaño de la arteria tapada. Gracias a la utilización de métodos mecánicos para asegurar la circulación y/o medicamentos anticoagulantes -ver más adelante-, la incidencia de esta complicación, como se mencionó anteriormente, es muy baja.

- **Problemas respiratorios:** Los más frecuentes son:

• **Atelectasia:** Colapso de una parte o la totalidad del pulmón provocado por la obstrucción de los bronquios. Puede deberse a problemas en la asistencia respiratoria (ventilación) del paciente durante la operación, la inmovilidad prolongada u otros problemas respiratorios subyacentes (como apnea de sueño, asma o tabaquismo). En casos especiales se utilizan aparatos para asistir al paciente en la correcta respiración (C-PAP) y prevenir el problema. -ver pág. 104-.

• **Neumonía**: Suele afectar a pacientes mayores, y está asociada a una historia de tabaquismo y/o alcoholismo. Este problema se trata con antibióticos y para prevenirlo se indican ejercicios respiratorios previos y posteriores a la cirugía a cargo de un kinesiólogo.

• **Fístulas:** Pueden presentarse cuando las conexiones realizadas por el cirujano no *sellan* por completo o se lesiona un órgano. Como resultado, el contenido del estómago -o con menor frecuencia del intestino- puede filtrarse dentro del abdomen causando infecciones. Esta complicación es muy rara en la banda gástrica.

COMPLICACIONES TARDÍAS

Surgen de la adaptación del cuerpo ante:

• Las modificaciones producidas por la cirugía.

• Los nuevos hábitos que debe incorporar a partir de la misma.

Entre ellas se encuentran:

✓ **Vómitos:** En algunos casos se presentan hasta que el organismo se adapta al nuevo tamaño del estómago y/o intestinos. Esta complicación es más frecuente en los procedimientos restrictivos debido a que la nueva capacidad del estómago es muy reducida y se ve desbordada por la cantidad de alimentos ingeridos.

✓ **Reoperaciones:** Se trata de la necesidad de realizar nuevas intervenciones para corregir complicaciones e incluso revertir el procedimiento cuando fuera indispensable y posible (como en la banda gástrica, por ejemplo).

✓ **Mortalidad:** A pesar de que la cirugía bariátrica, como el resto de las intervenciones quirúrgicas, presenta cierto riesgo de muerte, la tasa de mortalidad operatoria de estos procedimientos ha descendido notablemente en las últimas décadas.

Complicaciones específicas

Gastroplastía vertical con banda

Las complicaciones que puede presentar este procedimiento son las siguientes:

Digestivas

- Reflujo y vómitos: Al no poder pasar libremente los alimentos, el contenido del estómago puede volver a subir a través del esófago.
- Disfagia: Dolor al tragar.
- Obstrucción del estoma -pequeño canal por donde pasan los alimentos: Puede ocasionarse debido a la presencia de grandes trozos de comida y/o dificultades para adaptarse al nuevo comportamiento alimentario.
- Intolerancia a algunos alimentos sólidos: (carne y pan, por ejemplo).

Propias de la banda utilizada en la gastroplastía vertical

- Desplazamiento de la banda:

Causado por episodios de comida en exceso (atracones) o vómitos que se repiten en el tiempo, es posible que se produzca un ensanchamiento de las paredes de la bolsa gástrica y, en consecuencia, la banda utilizada en la gastroplastía vertical se desplace con el propio movimiento del estómago.

Cuando esto sucede, es posible que el paciente presente síntomas tales como:

- Reflujo de líquido en la boca y vías aéreas.
- Vómitos después de las comidas.
- Tos.
- Sensación de ahogo.
- Dolor abdominal -menos frecuente-

- Perforación gástrica: La misma puede producirse durante el acto operatorio o debido a una erosión de la banda en la pared gástrica.

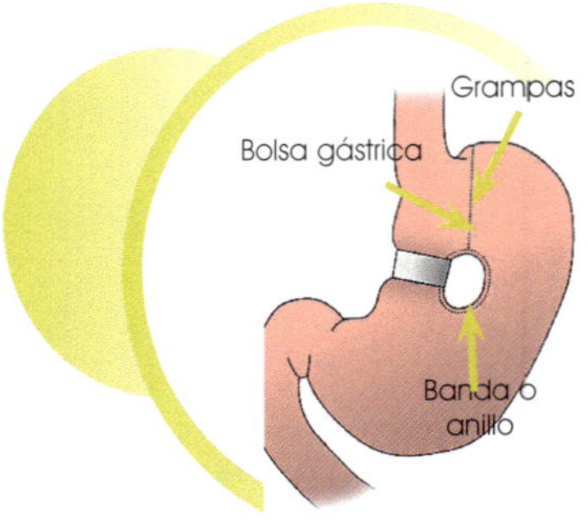

Gastroplastía Vertical con Banda

- Erosión de la banda: Se ocasiona cuando la banda se *pierde* dentro de las paredes del estómago. Esta complicación puede originarse por lesiones desapercibidas de la pared gástrica en el momento de la intervención, infecciones causadas por bacterias que pasan del estómago a la banda o a nivel de la banda y/o su puerto de acceso, o un exceso en su ajuste. Dependiendo del grado de erosión de la pared gástrica, la banda puede retirarse por endoscopía (*si se introduce completamente en el estómago*), cirugía laparoscópica o abierta.

Otras

- Nutricionales: En muy pocos casos se observó que se restringieron frutas, hortalizas y pescado, importantes para una alimentación balanceada.
- Fracaso de la pérdida de peso: La restricción de la cantidad y de algunos tipos de alimentos puede favorecer la ingesta de líquidos o alimentos blandos altamente calóricos que tienen el potencial de *sabotear* la pérdida de peso. Por esta razón, la gastroplastía no está recomendada en pacientes con predisposición a comer gran cantidad de alimentos dulces.

✓ Banda gástrica ajustable

Las **complicaciones perioperatorias** (aquellas que van desde que el paciente se interna para operarse hasta que los médicos le dan el alta) son muy bajas (menores al 10%). Entre ellas se encuentran:

- Dolor en la zona abdominal.
- Náuseas.
- Vómitos.
- Infecciones en la zona de incisión.
- Estenosis del estoma -estrechez-. Se puede producir por una inflamación del mismo.
- Edema (hinchazón) o hematoma en la zona donde se coloca la banda.

Luego de este período son posibles las **complicaciones tardías** ocasionadas por problemas relacionados con la banda. Entre ellas:

Digestivas

- Náuseas, vómitos, reflujo y disfagia: Se producen cuando la cantidad de comida supera el nuevo tamaño del estómago o cuando los alimentos no han sido lo suficientemente cortados y masticados.
- Obstrucción del estoma *-pequeño canal por donde pasan los alimentos*: Cuando se presenta existe un impedimento en el pasaje de alimentos desde la bolsa gástrica hasta el resto del estómago. Existen varias razones por las que esto puede ocurrir:

✓ Diámetro demasiado pequeño del anillo de la banda (la banda se infló demasiado).

✓ Exceso de tejido atrapado en el anillo.

Lo más común es, sin embargo, que el tamaño de los bocados sea demasiado grande para pasar a través del estoma. Por otra parte, cuando la obstrucción ocurre tiempo después de la operación, es probable que se deba a otras complicaciones como la dilatación de la bolsa gástrica o la erosión de la banda.

- Diarrea: Puede ser causada por cambios en el tipo de alimentación que requieren un tiempo de adaptación del organismo.
- Constipación: Como los alimentos ricos en fibra son difíciles de masticar y tragar, su consumo se disminuye en la alimentación favoreciendo la constipación o estreñimiento.

Relativas a la banda

• Desplazamiento de la banda: Esta complicación ocasiona los mismos síntomas y tiene las mismas causas que en la gastroplastía vertical con banda.

• Dilatación de la bolsa gástrica: Puede ocurrir cuando la banda se ajustó demasiado o en aquellos pacientes que no cumplen con las recomendaciones de la dieta. En esos casos, las paredes del estómago que se encuentran por arriba de la banda terminan cediendo a la presión continua de los alimentos. Si es detectada a tiempo esta complicación puede revertirse, reforzando la educación alimentaria o desajustando la banda, aunque también puede requerir una nueva intervención.

• Erosión de la banda: Se trata del mismo tipo de complicación descrito en la gastroplastía vertical.

• Dilatación del esófago: Conocida como megaesófago o acalasia, es una complicación poco frecuente que consiste en el agrandamiento del esófago.

El uso de antinflamatorios como la aspirina o el ibuprofeno puede irritar el estómago, aumentando el riesgo de erosión de la banda.

Al igual que la dilatación de la bolsa gástrica, puede ocurrir cuando la banda ha sido ajustada en exceso, o el paciente no cumple las recomendaciones de la dieta y consume gran cantidad de alimentos o lo hace en bocados muy grandes.

Relativas al puerto de acceso

• Dolor en la zona del puerto de acceso utilizado para ajustar la banda: Es posible que, una vez en su lugar, el puerto cambie de posición, rote o se rompa el tubo de conexión con la banda. Además, si se produce una infección relacionada con la erosión de la banda, ésta podría alcanzar el área del puerto de ajuste ya que las bacterias viajan por el tubo de conexión.

Otras

• **Reoperaciones:** Aunque el porcentaje de pacientes que necesitan nuevas operaciones es bajo, las causas más comunes son:

- Corrección del desplazamiento de la banda.
- Dilatación del estómago.
- Intolerancia a la misma.

También pueden ser motivo de reoperación una pérdida de líquido o infección en el puerto de acceso a la banda. De no mediar otros problemas, por lo general la banda puede reemplazarse por otra; en otros casos sin embargo, puede requerirse su remoción.

Fracaso en la pérdida de peso: Al igual que en la gastroplastía vertical con banda, la ingesta de líquidos o preparaciones blandas ricas en calorías tiene la capacidad de *sabotear* el descenso. -ver *¿por qué no bajo de peso?*, en el APÉNDICE, preguntas frecuentes.

• Bypass gástrico y derivación biliopancreática

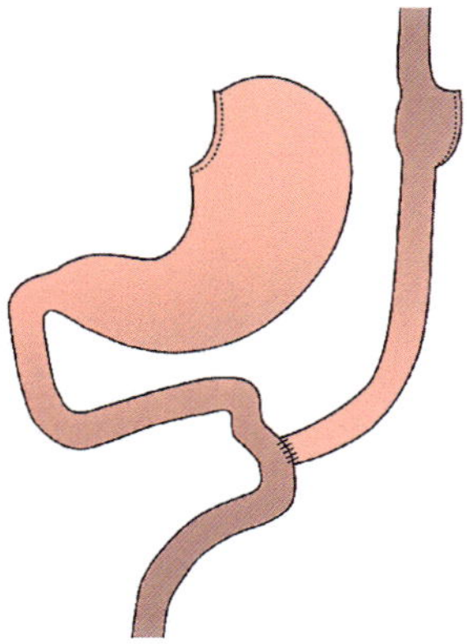

Bypass gástrico

Ambos procedimientos pueden presentar las siguientes *complicaciones:*

Digestivas

• Náuseas y vómitos: Durante las primeras semanas o meses, pueden producirse estos síntomas si se sobrepasa la capacidad del *nuevo estómago.* Esto puede suceder cuando se come de más o muy rápido y sin masticar lo suficiente.

Una vez que el paciente se adapta a su nueva forma de comer esta complicación desaparece pero, si los síntomas se producen súbitamente meses después de la cirugía, debe consultar con su médico ya que es posible que haya desarrollado un estrechamiento del *estoma* -unión del estómago e intestino-. En general se soluciona mediante una endoscopía.

Otras complicaciones incluyen:

- **Úlcera estomacal**
- **Gastritis (inflamación del estómago)**
- **Pancreatitis (inflamación del páncreas)**
- **Esofagitis (inflamación del esófago)**
- **Infecciones**
- **Mala cicatrización**
- **Pérdida de cabello**
- **Dolor abdominal**
- **Hernia**

• Reflujo y disfagia.

• Síndrome de Dumping: Se trata de una reacción del cuerpo a los alimentos con alto contenido de azúcares y se presenta en quienes se realizan un bypass gástrico o una derivación biliopancreática **sin** cruce duodenal. Luego de dichos procedimientos, cuando el paciente consume alimentos ricos en azúcar, éste llega muy rápidamente a los intestinos sin tiempo de ser digerido adecuadamente.

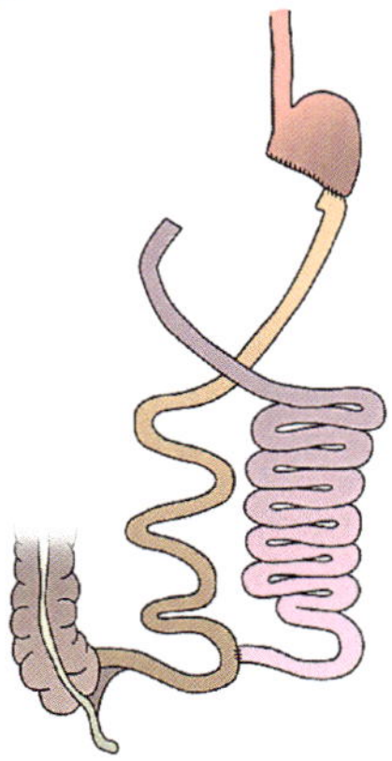

Derivación biliopancreática

Cuando el cuerpo advierte que el nivel de azúcar está subiendo, *llena* o *inunda* (*dump,* en inglés) la circulación con insulina para compensar el desnivel. Las señales de esta reacción son:

- Mareos.
- Palpitaciones.
- Sudor frío.
- Náuseas, vómitos, diarrea, e incluso desvanecimiento (en los casos de mayor intensidad). Esta complicación, muy poco frecuente, sólo dura unos minutos pero puede ser molesta para quien la padece. Sin embargo...

Este síndrome no suele requerir un tratamiento específico y puede ser un aliado a la hora de bajar de peso ya que para prevenir este efecto secundario, muchos pacientes aprenden a evitar voluntariamente los alimentos dulces.

La enfermedad metabólica ósea es una complicación más frecuente en pacientes de derivación biliopancreática, donde la mal absorción de calcio es mayor.

En otros casos, cuando los pacientes son incapaces de controlarse, el síndrome puede ser permanente. Por esta razón, los profesionales deben analizar cuidadosamente si se indica o no un bypass gástrico en estos casos.

Nutricionales

- Deficiencia de vitaminas, minerales y proteínas:

El bypass gástrico puede dar lugar a deficiencias de:

- **Hierro**, favoreciendo la anemia.
- **Calcio**, aumentando el riesgo de osteopenia y osteoporosis.
- **Vitaminas** (como la B-12), provocando debilidad muscular.

Para más información sobre las deficiencias nutricionales y cómo tratarlas, consulte la pág. 131.

Otra posible complicación nutricional son los bajos niveles de proteínas.

En la derivación biliopancreática, la probabilidad de desarrollar **deficiencias es mayor que en el bypass gástrico** debido a la ausencia casi total de jugos estomacales dado que gran parte del estómago es removido, y a la mayor longitud de intestinos *salteados* por los alimentos.

Por esta razón, hasta un 10% de los pacientes pueden presentar desnutrición y es por eso que se requiere un cuidadoso seguimiento.

- Constipación: Es posible que, al reducirse los alimentos ingeridos, la cantidad de deposiciones sea menor. Además, los alimentos con fibra pueden ser mal tolerados, y su ausencia en la dieta suele provocar constipación.

Este problema puede controlarse mediante cambios en la dieta o el uso de laxantes especialmente indicados.

- Con la técnica de cruce duodenal, se ha reducido notablemente la incidencia del dumping en pacientes que se realizan la derivación biliopancreática.
- Gracias al alto grado de mal absorción, la ausencia de dumping no afecta la pérdida ni el mantenimiento.
- Este síndrome no se presenta en pacientes que se realizan procedimientos restrictivos puros.

• Enfermedad metabólica ósea: Es posible que algunos pacientes desarrollen alguna enfermedad metabólica ósea debido a la malabsorción del calcio*. Estas complicaciones suelen prevenirse con comprimidos de calcio, y cuando ocurren suelen ceder con la indicación de una terapia con dicho mineral, calcitonina y vitamina D más bifosfonatos.

••••
La malnutrición puede ser prevenida y, además, tiene tratamiento.
••••

• Halitosis (mal aliento) y flatulencias: La alteración de la absorción en la derivación biliopancreática puede producir mal aliento y emisión de gases con olor desagradable, algo que puede afectar la calidad de vida del paciente.

• Cálculos biliares: La rápida pérdida de peso puede aumentar el riesgo de desarrollar cálculos. En algunos casos, los cirujanos prefieren remover la vesícula para prevenir su formación.

• Intolerancia a la lactosa: En algunos casos, los lácteos pueden no ser digeridos y su consumo puede provocar diarrea, gases y dolor de estómago. Por esta razón, es posible que le aconsejen reemplazarlos por productos deslactosados.

De la cirugía

• Fístulas: En el bypass y en la derivación biliopancreática se crean *conexiones* artificiales entre el estómago y los intestinos o entre distintas porciones del intestino. Si estas uniones no quedan completamente *selladas* aumenta el riesgo de pérdidas de líquido dentro del intestino que pueden causar infecciones debido a la presencia de bacterias.

• Del estoma.

• Sangrado.

Otras

• Obstrucción intestinal: Aunque poco frecuente, esta complicación consiste en un bloqueo parcial o total que interrumpe el paso del contenido del intestino. Puede ser el resultado de adherencias (*formación de cicatrices*) o de una hernia interna. Para resolver esta complicación suele requerirse una nueva cirugía.

• Úlceras: La secreción de ácido en el estomago *saltado* puede producir úlceras. Cerca del 3% de los pacientes de bypass gástrico las sufren en el estómago y/o duodeno (porción del intestino que se une al estómago). En la mayoría de los casos esta complicación es controlada con medicación.

• Excesos de piel: Cuando el paciente pierde una importante cantidad de peso, queda un exceso de piel y tejido celular subcutáneo en diferentes partes del cuerpo. Después que el peso se estabiliza, es muy posible que necesite una cirugía reparadora para remover el excedente -ver pág. 146-.

*Las enfermedades metabólicas óseas pueden ser osteopenia y osteoporosis.

En muchos casos, los estudios pre-quirúrgicos revelan comorbilidades -complicaciones de la obesidad- que el propio paciente desconocía.

PARA TENER EN CUENTA...

El debilitamiento y la pérdida del cabello (alopecia) es un efecto secundario probable luego de un bypass gástrico o de la derivación biliopancreática y suele ser consecuencia de la falta de proteínas. Aunque puede ser fuente de preocupación para los pacientes, el cabello vuelve a crecer una vez que el peso se estabiliza. Para ello, es importante consumir una adecuada cantidad de proteínas **-ver *Recomendaciones generales*, pág. 132-.**

Cómo se reducen los riesgos

La obesidad aumenta el riesgo quirúrgico para cualquier tipo de procedimiento, incluso para la cirugía bariátrica.

Por esta razón, antes de la intervención se realizan al paciente una serie de estudios clínicos para establecer si el riesgo es aceptable o no.

Algunas enfermedades cardíacas, pulmonares, endocrinas o gastrointestinales graves son contraindicaciones para las cirugías bariátricas, y quienes las padezcan no podrán ser operados. En otros casos, es posible disminuir los riesgos mediante:

- Controles especiales.
- Medicación.
- Cambio de hábitos.

Todas estas herramientas permiten al paciente llegar en un mejor estado a la operación.

Los tratamientos para reducir el riesgo quirúrgico incluyen:

- Medidas generales:
  - Bajar de peso.
  - Dejar de fumar.
  - Ejercicios kinésicos.
  - Compresión mecánica/medicación anticoagulante.
- Medidas específicas para enfermedades previas a la cirugía.
- Medidas particulares si el paciente está medicado.

capítulo 4

Medidas generales

- **Bajar de peso:** Antes de la cirugía bariátrica, en algunos casos se recomienda una internación corta en algún centro especializado o el uso del balón intragástrico para obtener una reducción moderada de peso (del 5 al 10%), la cual puede significar una importante diferencia a la hora de enfrentar la cirugía y, además, disminuye el tamaño del hígado.
- **Dejar de fumar:** Es recomendable dejar de fumar preferentemente de 6 a 8 semanas antes de la operación porque el consumo de tabaco afecta la capacidad respiratoria -que la operación exigirá al máximo-. De lo contrario, los fumadores tienen más posibilidades de desarrollar distintas complicaciones tales como:
  - ✓ Secreciones.
  - ✓ Broncoespasmo.
  - ✓ Neumonía.
  - ✓ Atelectasias.

  Los beneficios de dejar de fumar a corto plazo ayudan al paciente a:
  - ✓ Mejorar su función respiratoria.
  - ✓ Obtener mayor energía para su recuperación.
  - ✓ Disminuir la tos asociada con el tabaquismo, algo que después de la intervención puede aumentar las complicaciones en las zonas de incisión.
- **Ejercicios kinésicos:** Suelen estar indicados **antes y después de la intervención bariátrica elegida** para prevenir trastornos respiratorios y circulatorios. Son importantes porque después de la operación, el dolor en la zona de la incisión y las posibles lesiones en los músculos del abdomen pueden dificultar los movimientos respiratorios y la capacidad de toser, aumentando la probabilidad de acumular secreciones que afectan la respiración.

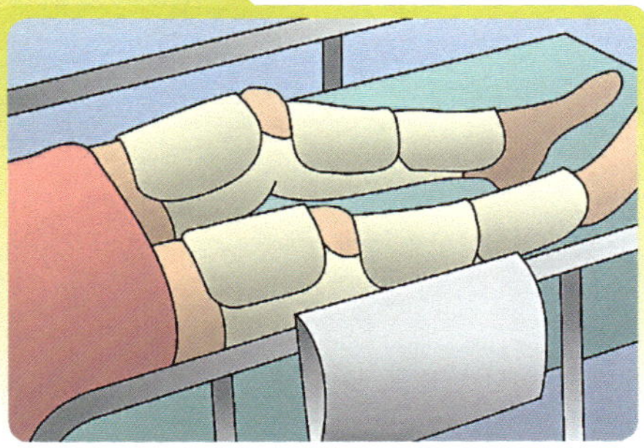

Botas de compresión inflables colocadas

- **Compresión mecánica y medicación anticoagulante:** Para prevenir la **trombosis venosa profunda** (formación de un coágulo en las venas más grandes de piernas y muslos) se suele recurrir a **medicamentos anticoagulantes** en combinación con **métodos mecánicos** como las **botas de compresión inflables o vendas elásticas** para favorecer la circulación sanguínea desde las piernas hasta que retome su movilidad normal.
- **Uso de laxantes:** Es posible que su médico le recomiende tomar un laxante para ayudar a vaciar sus intestinos.

Medidas específicas

Las mismas dependen de la afección que padezca el paciente en forma previa a la cirugía bariática. Por ejemplo:

• **Problemas cardíacos:** Cuando existe algún riesgo de problema cardíaco durante la operación, se indican estudios más complejos al paciente. Entre ellos la ergometría o un electrocardiograma de esfuerzo, para evaluar el funcionamiento cardíaco en situación de estrés.

• **Diabetes tipo 2:** Cuando el paciente padece diabetes tipo 2 no tiene la enfermedad lo suficientemente controlada, se indica el uso de insulina antes de la cirugía y en los días inmediatamente posteriores.

• **Cálculos biliares:** Un alto porcentaje de obesos mórbidos sufre de cálculos biliares. En estos casos se suele indicar una colecistectomía (extirpación de la vesícula) durante la cirugía.

••••
El paciente que usa C-PAP debe llevarlo al centro asistencial el día de la intervención bariátrica.
••••

• **Apnea del sueño:** Como este trastorno puede aumentar el riesgo durante el postoperatorio, cuando se sospecha que el paciente lo padece es posible que el médico le indique una polisomnografía (estudio del sueño). El mismo se realiza durante el sueño y evalúa -entre otras cosas- las ondas cerebrales, la concentración de oxígeno en la sangre y la frecuencia cardíaca. Si la apnea es severa, deben tomarse cuidados especiales y se podría prescribir el uso de un dispositivo durante las horas de sueño denominado -PAP, que suministra aire a presión y evita la obstrucción de la vía respiratoria.

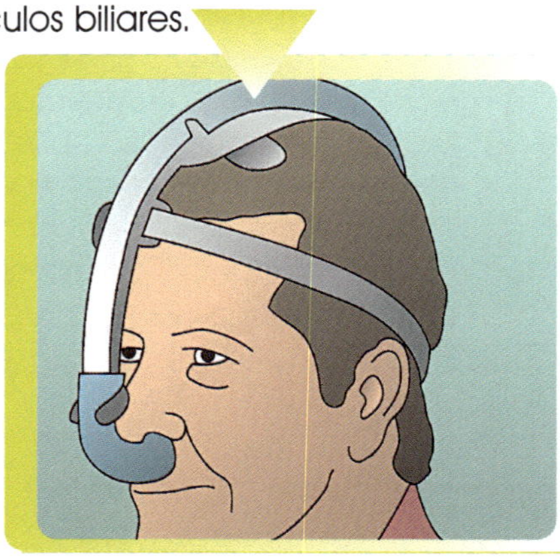

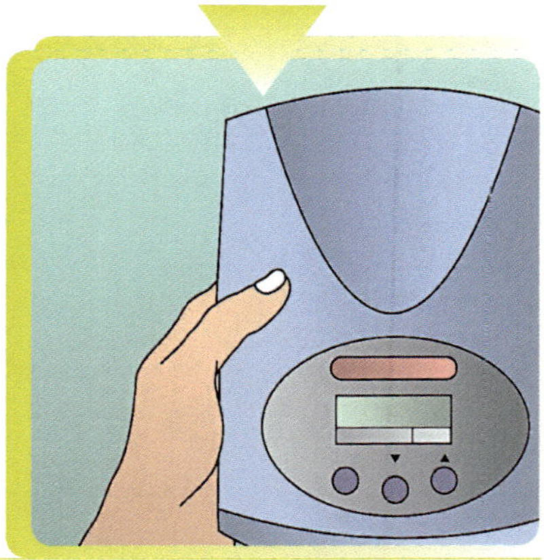

CPAP: Diseñado para dar soporte a pacientes con apnea de sueño, mejorar su post-operatorio y reducir las complicaciones respiratorias.

Medidas particulares si el paciente está medicado

Cuando el paciente está tomando una medicación para tratar alguna afección clínica antes de someterse a cirugía, el médico clínico y/o el anestesiólogo le indicarán si conviene mantenerla, suspenderla o cambiar la dosis. Por ejemplo:

Enfermedad	Medicación	Causas
Problemas cardiológicos	Antihipertensivos, antiarrítmicos, beta bloqueantes, entre otros	La misma debe seguir administrándose hasta la mañana de la cirugía para mejorar el control de los síntomas (hipertensión arterial, insuficiencia cardíaca, arritmias, etc.).
Diabetes	Metformina	Fármaco indicado para el tratamiento de la diabetes, deberá ser suspendido 72 horas antes de pasar por anestesia general y cirugía.
	Insulina	Reducir la dosis a la mitad durante la mañana del día en que está programada la cirugía.
Depresión/ Trastornos anímicos	Antidepresivos	Al igual que los estabilizadores del ánimo, los antidepresivos deben seguir siendo ingeridos. De lo contrario, aumenta el riesgo de depresión u otro trastorno anímico luego de la cirugía. La suspensión se indica la noche previa a la cirugía.
Hipotiroidismo	Hormona tiroidea	Salvo indicación contraria, deben continuar tomándola hasta la noche previa a la cirugía.
EPOC-Enfermedad Obstructiva Crónica-	Broncodilatadores	Deben continuar con la medicación broncodilatadora hasta la noche previa a la cirugía.

*El cuadro anterior es a modo de ejemplo. En cada caso la medicación y las recomendaciones generales se adaptan al paciente y las preferencias del equipo.

OTROS CASOS PARA TENER EN CUENTA...

- **Anticonceptivos orales:** Es preciso suspenderlos porque de lo contrario aumenta el riesgo de desarrollar trombosis venosa profunda. La toma puede reiniciarse a las 2 semanas o cuando se recupera la movilidad normal previa a la cirugía.
- **Aspirina:** Suspender su ingesta dos semanas antes de la cirugía.
- **Antiinflamatorios:** Suspender su ingesta al menos 72 horas antes de la cirugía.

Situaciones que pueden postergar la intervención bariátrica

*Problemas de coagulación: Las personas con problemas de coagulación deben normalizar su situación antes de la intervención. De este modo se evita el sangrado durante la cirugía. Si esto no se lograra, el procedimiento quirúrgico no deberá realizarse.

*Resfriado, gripe, tos, fiebre, dolor abdominal, diarrea: Cualquiera de estos cuadros menores debe ser comunicado de inmediato al cirujano dado que podría ser necesario postergar la operación hasta el momento en que el paciente se encuentre en su mejor condición física posible.

El paciente debe informar al profesional cualquier medicación que esté tomando, ya sean productos de venta libre o prescriptos por otros profesionales de la salud.

capítulo 5

Capítulo 5

Antes de la intervención

Contenido:

- Cómo elegir el procedimiento adecuado
  - Recomendaciones generales
  - Anestesia
- Cómo elegir un centro adecuado
- El consentimiento informado
- Cómo hablar con la familia

capítulo 5

Cómo elegir el procedimiento adecuado

Recomendaciones generales

Ninguna intervención es *ideal*, ya que todas tienen ventajas y desventajas.
Por eso, elegir la opción más conveniente requiere tener en cuenta diversos factores tales como:

- La edad.
- El peso.
- La presencia o ausencia de otros problemas médicos.
- La seguridad de la intervención.
- La preferencia del propio paciente.

En general, a los pacientes con pocos problemas médicos y un mejor pronóstico, se les recomiendan los procedimientos con menor riesgo operatorio y menores complicaciones a largo plazo, pero que, al mismo tiempo, generan una menor pérdida de peso.
En cambio, a los pacientes con mayor cantidad de comorbilidades y un mal pronóstico a largo plazo, se les suelen indicar los procedimientos que implican mejores resultados. Sin embargo, dado que éstos con frecuencia tienen mayor riesgo y complicaciones, se tiene en cuenta que el grado de obesidad mórbida que padecen es más peligroso que el procedimiento quirúrgico en sí mismo.

PARA TENER EN CUENTA...

- Con el **bypass gástrico** se obtiene, por lo general, una mayor pérdida de peso que con las operaciones puramente restrictivas, aunque el riesgo de complicaciones es superior.
- La **derivación biliopancreática** es el procedimiento que logra mayor pérdida de peso pero, al mismo tiempo, el más invasivo y el que reviste un mayor riesgo de deficiencia de vitaminas y minerales pues es más grande la porción de intestino salteado.
- Ambos procedimientos pueden ser especialmente efectivos en el tratamiento de la diabetes, logrando su resolución en el 90% de los casos, aproximadamente.

MÁS DATOS

- La **gastroplastía vertical con banda** es técnicamente más sencilla de realizar y mantiene la ruta de los alimentos a través del tracto gastrointestinal, aunque los resultados son poco alentadores dada su mayor tasa de reoperaciones.
- La mayoría de los cirujanos opta por la **banda gástrica ajustable**, que no requiere de suturas ni cortes internos y puede ser ajustada y desajustada siguiendo la evolución del paciente. Es importante, sin embargo, que los pacientes que se realizan este procedimiento controlen bien su alimentación, ya que los líquidos y alimentos blandos no se ven afectados por la restricción.

RECOMENDACIONES GENERALES

Las mismas varían de acuerdo a cada tipo de procedimiento.

Balón intragástrico	• IMC mayor a 30. • IMC mayor a 35 con presencia de comorbilidades que contraindican la cirugía bariátrica. • Necesidad de reducir el riesgo quirúrgico antes de otra intervención. • Pacientes que desean experimentar con un método restrictivo antes de realizarse una cirugía.
Banda gástrica	• IMC de 35 a 50. • Ausencia de comorbilidades serias. • Mayor capacidad de controlar la ingesta.
Bypass gástrico	• IMC mayor o igual a 40 ó IMC mayor a 35 con comorbilidades asociadas que pueden mejorar tras la pérdida de peso (como el caso de los pacientes con diabetes). • Fracasos continuados con procedimientos clínicos y/o restrictivos anteriores debidamente supervisados.
Derivación biliopancreática con cruce duodenal	• IMC mayor a 50. • Fracaso de procedimientos restrictivos. • Necesidad de perder mucho peso. • Menor capacidad de seguir el plan alimentario. • Preferencia del paciente por esta intervención.

	Ventajas	Desventajas
Balón intragástrico	●No requiere intervención quirúrgica. ●Menor tiempo de internación (menos de 12 horas). ●Menor riesgo que el resto de las intervenciones. ●Se puede usar previo a una cirugía para reducir el riesgo de la intervención.	●Menor pérdida de peso que el resto de las intervenciones. ●Uso temporario. ●Muchos pacientes tienen dificultades para mantener el peso una vez retirado el balón.
Gastroplastía vertical con banda	●Riesgo operatorio relativamente bajo. ●Tiempo de internación más corto. ●Absorción y digestión normales.	●Cuerpo extraño. ●En ocasiones la banda puede dificultar la ingesta. ●Es posible que se requieran nuevas intervenciones. ●Fácil de *sabotear* con alimentos blandos y líquidos ricos en calorías. ●Menor pérdida de peso.
Banda gástrica	●Técnicamente simple. ●Absorción y digestión normales. ●Menos invasiva y traumática: no hay necesidad de cortes ni suturas del estómago. ●Ajustable: Puede ajustarse sin necesidad de una nueva intervención; además permite que la pérdida de peso sea progresiva. ●Reversible. ●Bajo riesgo de déficit de vitaminas y minerales. ●Menor costo y tiempo de internación.	●Menor pérdida de peso y más lenta que con el bypass -entre un 30 y 40% de los pacientes no logran la pérdida de peso esperada-. ●Puede *sabotearse* comiendo alimentos blandos o tomando líquidos con muchas calorías. ●Puede requerir de una conversión al bypass gástrico si no se llega a los resultados esperados. ●Tiene menos efectividad en pacientes que consumen dulces en exceso *(dulceros)*.
Bypass gástrico	●Mayor pérdida de peso y más rápida que en la banda. ●Es más difícil de *sabotear* ya que no permite exceso de azúcar debido al síndrome de dumping. ●Bajo índice de nuevas intervenciones por fallo o complicaciones a largo plazo. ●Permite ingerir una variedad aceptable de alimentos. ●Pocos efectos secundarios. ●Notoria disminución de comorbilidades y alta posibilidad de cura de la diabetes.	●No es reversible. ●Mayor costo. ●Más complicaciones operatorias que la banda. ●Posibilidad de intolerancia a algún alimento (carnes, por ejemplo). ●Un cierto riesgo de malnutrición debido a la menor absorción de vitaminas y minerales. ●Requiere tomar suplementos -en muchos casos para toda la vida-. ●El síndrome de dumping puede ser un efecto secundario desagradable para los pacientes.
Derivación biliopancreática c/cruce duodenal	●Produce la mayor pérdida de peso y los mejores índices de mantenimiento durante años. ●Permite comer porciones más grandes. ●Mayor disminución de comorbilidades. ●Para pacientes con IMC mayor a 50 es la opción preferible.	●Técnicamente más compleja e invasiva ya que requiere la remoción de gran parte del estómago. ●Posibilidad de mayor motilidad intestinal, flatulencias y mal olor en las deposiciones. ●Mayor riesgo de malnutrición proteica y déficit de vitaminas y minerales. ●No es reversible.

UNA CIRUGÍA BARIÁTRICA SE CONSIDERA EXITOSA CUANDO...

- Tiene una incidencia de **complicaciones menor al 10%** y un **índice de mortalidad menor al 1%.**

- Tiene **escasas complicaciones** a largo plazo y un **bajo índice de reoperaciones** (menos del 2%).

- Produce **pocos efectos secundarios** tales como los déficit proteicos, vitamínicos y minerales *(como ya hemos señalado, el síndrome de Dumping se considera dentro de los efectos* deseables*)*.

- Favorece una **pérdida de peso que varía entre el 50 y el 90% del sobrepeso** y permite alcanzar un **IMC inferior a 35.**

- Asegura una **mejor calidad de vida** y sus **beneficios son duraderos.**

PARA TENER EN CUENTA...

- Los procedimientos restrictivos deben realizarse en pacientes no golosos con IMC menor a 45, bien informados, conscientes de las limitaciones de la técnica y de sus posibilidades de conversión a otro tipo de procedimiento si la pérdida de peso obtenida resultara insuficiente, o la calidad de vida resultara disminuida por la presencia de vómitos, por ejemplo.
- Aunque la técnica *ideal* debería exigir la mínima colaboración por parte del paciente (es decir: su eficacia a largo plazo debería ser independiente de éste), la mayoría de los procedimientos requieren que el paciente controle su ingesta de por vida, realice ejercicio físico a diario, mantenga un seguimiento regular y, en algunos casos, tome suplementos vitamínicos y minerales.
- A medida que aumenta la complejidad de los procedimientos se incrementa su efectividad y las complicaciones asociadas.

capítulo 5

En las últimas dos décadas se incorporaron drogas más seguras y predecibles que sus antecesoras y nuevas tecnologías de monitoreo que permiten aumentar la seguridad durante la anestesia.

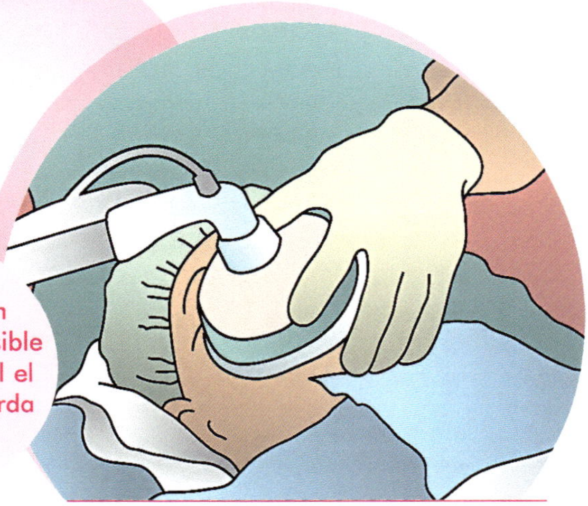

Se trata de una situación controlada y reversible después de la cual el paciente no recuerda nada sobre la operación.

✔ Anestesia

La anestesiología es una especialidad médica que permite mantener a un paciente dormido más o menos profundamente (sedación) brindando inconsciencia, relajación muscular e insensibilidad al dolor para que pueda ser intervenido quirúrgicamente.

Entre los diferentes tipos de anestesia que existen se encuentran:

- Anestesia local: Es la más común. En la misma se insensibiliza únicamente la zona del cuerpo donde se realizará el procedimiento (la garganta, por ejemplo, en el caso del balón intragástrico).
- Anestesia regional: En ésta se bloquean grupos de nervios para anular el dolor en una parte específica del cuerpo (un brazo, por ejemplo).
- Anestesia general: En ella el paciente permanece inconsciente, sin percibir ninguna sensación dolorosa durante la operación. En las cirugías de la obesidad se utiliza esta clase de anestesia.

El paso de la anestesia implica ciertos riesgos, dependiendo de la cirugía a realizar y de los antecedentes clínicos del paciente. No obstante, la estrategia anestesiológica apunta a tener al paciente en las mejores condiciones clínicas posibles antes, durante y después de la operación, tratando de disminuir las probabilidades de desarrollar complicaciones.

Después de la anestesia

Durante el post-operatorio inmediato es normal sentir algo de dolor, y su intensidad dependerá del tipo de intervención y del umbral de dolor (tolerancia) de cada paciente.

Entre los medicamentos más utilizados para aliviarlo se encuentran los analgésicos-antiinflamatorios, los opioides y sus derivados, los cuales son administrados por vía endovenosa en forma continua o intermitente, en el caso de que el paciente experimente un aumento en la intensidad del mismo. Una vez en su casa, si lo requiere, se administran por vía oral.

Cómo elegir un centro adecuado

El desarrollo de nuevas técnicas quirúrgicas favoreció un crecimiento significativo en la demanda de las cirugías de la obesidad en los últimos años y, paralelamente, aumentaron las instituciones que ofrecen programas bariátricos.

Por esta diversidad, la elección de una institución para realizar una intervención bariátrica es una de las decisiones más importantes que enfrenta el paciente.

Para ayudarlo en la búsqueda de la mejor alternativa, las siguientes pautas pueden ser una guía a la hora de elegir un programa bariátrico:

1. Cirujano

Debe ser un experto en las cirugías de la obesidad, para lo cual debe realizar al menos 50 operaciones por año, mantenerse actualizado y asegurar la pericia técnica del personal del quirófano.

También debe estar capacitado para realizar cuidados post-operatorios. Esto se debe a que, para realizar una cirugía bariátrica no basta con ser un *buen técnico* -es decir: conocer y manejar el instrumental y la técnica- sino que además debe tener experiencia específica en cirugías de la obesidad.

En algunos casos, las operaciones no se realizan en centros preparados para pacientes obesos y muchos cirujanos que practican intervenciones bariátricas no están especializados en obesidad.

Del mismo modo, en la laparoscopía, no es suficiente que el profesional sea un buen cirujano bariátrico, ya que para realizar un procedimiento laparoscópico debe acumular un alto grado de experiencia en la técnica para asegurar una mayor eficacia y seguridad a su paciente.

Para asegurarse que el cirujano es el adecuado, es conveniente:

- Consultar a otros pacientes que hayan sido operados por él (muchos centros bariátricos brindan la posibilidad de contactarse con ellos).
- Conseguir referencias de otros profesionales de la salud.

CUESTIONES A TENER EN CUENTA...
A LA HORA DE ELEGIR DÓNDE OPERARSE

1. Cirujanos
2. Equipo profesional
- Médico clínico
- Nutricionista
- Psicólogo/Psiquiatra
- Anestesista
- Enfermera
- Otros especialistas

3. Instalaciones
4. Servicios pre y posquirúrgicos
- Grupos de autoayuda
- Seguimiento

2. Equipo profesional

Es importante que el centro cuente con un equipo profesional interdisciplinario especializado en el tratamiento de obesos mórbidos. De ese modo, estará capacitado para responder a todas las inquietudes que se le presenten al paciente antes y después del procedimiento.

Éste debe incluir, además del cirujano:

- **Médico clínico:** Este profesional debe ser especialista en obesidad mórbida dado que es fundamental para la coordinación del equipo y los controles post-quirúrgicos en la fase de mantenimiento. Junto con el cirujano, deben estar en comunicación permanente para asegurar un buen seguimiento del paciente.
- **Nutricionista:** Juega un rol clave en el equipo bariátrico:

Antes de la intervención: Todos los candidatos a la cirugía deben realizar una consulta nutricional previa que permita evaluar sus patrones de alimentación y posibilite que el paciente conozca de qué forma cambiará su dieta a partir de la cirugía.

Después de la intervención: El nutricionista es fundamental para guiar al paciente a través de los cambios en sus hábitos alimentarios, uno de los aspectos más importantes para el éxito de la intervención bariátrica.

- **Psicólogo/Psiquiatra:** Su presencia es importante para la evaluación pre-quirúrgica y representa una oportunidad para que el paciente comience a comprender las consecuencias emocionales o psicológicas que tendrá su *cambio de cuerpo.* Muchos pacientes necesitan una sola consulta psicológica; para otros, resultará muy útil iniciar una psicoterapia cuya duración depende de cada caso.
- **Anestesista:** Debe ser experto en el manejo de pacientes obesos.
- **Enfermera:** Especializada en el cuidado de obesos.
- **Otros especialistas:** También es necesaria la disponibilidad de especialistas en cardiología, neumonología y rehabilitación (como los kinesiólogos, por ejemplo).

3. Instalaciones

En esta área, es importante averiguar si la institución médica elegida cuenta con:

- Sala de recuperación capaz de brindar cuidado crítico a pacientes con obesidad mórbida.
- Unidad de cuidados intensivos.
- Camas, sillas, sillas de ruedas y otras facilidades para obesos mórbidos.
- Quirófano con mesas quirúrgicas especiales y un equipo adaptado para acomodar pacientes que pesen hasta 300 kg aproximadamente.
- Equipos de diagnóstico para obesos mórbidos e instrumentos quirúrgicos diseñados especialmente para la cirugía bariátrica.

4. Servicios pre y posquirúrgicos

Además de considerar lo visto en *Equipo profesional,* averigüe si el hospital o clínica elegido ofrece los siguientes servicios:

●**Grupos:** Dirigidos por un profesional ofrecen además de recomendaciones médicas y nutricionales apoyo emocional y recomendaciones sobre asuntos no médicos relacionados con la obesidad mórbida y la cirugía bariátrica. Su estructura, basada en técnicas cognitivo-conductuales, puede clasificarse según la etapa del tratamiento en:

a. Grupos pre-cirugía:

Refuerzan conceptos relacionados con la cirugía bariátrica y focalizan sobre la importancia de comprender que estos procedimientos no son una solución *mágica* que, por sí mismos, mejorarán la vida del paciente.

En pacientes con síndrome de comedor compulsivo o atracones es útil la asistencia a un grupo de psicoterapia para aprender a manejar la conducta alimentaria y las emociones relacionadas con la ingesta antes de la cirugía.

b. Grupos post-cirugía:

Acompañan al paciente durante el período de mayor pérdida de peso. Brindan un apoyo especial en la progresión del tratamiento y durante los posibles ajustes en la alimentación, además de discutir cuestiones relacionadas con el área emocional que pudieran presentarse. El objetivo es que el paciente aprenda a seguir las nuevas recomendaciones alimentarias y médicas y esté preparado para los importantes cambios corporales que se producirán.

c. Grupo de pacientes intervenidos:

A los 6 meses de la realización de un procedimiento bariátrico, las reuniones grupales apuntan hacia objetivos que van más allá de la alimentación y la actividad física. En esta etapa se busca que los pacientes aprendan a elegir ingestas saludables y a convivir con su nuevo cuerpo, cuestión que se relaciona más con los cambios internos que se producen a partir del adelgazamiento que con un concepto simplemente estético.

Algunos estudios sugieren que los pacientes que asisten a grupos de autoayuda obtienen mejores resultados a largo plazo que aquellos que no lo hacen.

Algunos centros ofrecen charlas informativas y reuniones grupales con personas que han pasado por una operación bariátrica, algo que puede resultarle sumamente útil a la hora de elegir. En nuestra experiencia, son de gran importancia para el futuro candidato a la cirugía.

Otros temas que se tratan en los grupos de apoyo incluyen:

●El abordaje de sensaciones como inseguridad, desamparo y/o descontrol.
●Autoestima e imagen corporal.
●Relaciones interpersonales y cómo la enfermedad afecta al entorno más cercano.
●Objetivos personales y organización de valores en la vida.
●Recursos para enfrentar posibles problemas cotidianos.
●Aprendizaje a través de la experiencia de otros miembros del grupo.

•**Seguimiento:** Para asegurarse que las modificaciones introducidas por la cirugía permanecen intactas.

Antes de tomar una decisión, obtenga la mayor cantidad de información sobre las cirugías de la obesidad y los centros médicos que la realizan, la experiencia de sus profesionales, las instalaciones y cómo será la etapa de seguimiento.

El consentimiento informado

Se trata de una autorización que el paciente le otorga al cirujano para que realice el procedimiento antes de someterse a una operación (no necesariamente bariátrica).

La misma es más que un documento exigido por la ley: es un proceso que se inicia con la primera consulta en la que el paciente recibe toda la información necesaria para tomar voluntariamente la decisión de operarse. Para tener la capacidad de dar un consentimiento informado, la persona deberá saber y comprender:

- Los distintos procedimientos bariátricos.
- Los tratamientos alternativos a las intervenciones bariátricas.
- Los riesgos y complicaciones de la operación y posteriores a la misma.
- Los resultados esperados y efectos a largo plazo.
- Las estrategias pre-quirúrgicas para reducir el riesgo.
- El impacto emocional de las cirugías bariátricas.
- La influencia potencial de la cirugía en su familia, amigos y relaciones.

Para obtener los resultados más exitosos en cualquiera de los procedimientos bariátricos es indispensable que el paciente entienda totalmente toda la información relacionada con el tratamiento, ya que una buena comprensión de los distintos aspectos de la cirugía ayudará a evitar problemas de cumplimiento con las recomendaciones médicas.

Cuando el paciente es menor de edad, el consentimiento es firmado por sus padres o adulto/s a cargo.

PARA TENER EN CUENTA...

Para acceder a información confiable y segura, el paciente puede...

- Pedir a su médico que le explique los procedimientos en un lenguaje sencillo y que le entregue material informativo -folletos, libros, incluso videocassettes, entre otros-.
- Participar de las charlas informativas sobre cirugía bariátrica que se brindan en algunos centros y/o grupos de personas que hayan pasado -o estén por pasar- por una operación.
- Visitar en internet los sitios sobre cirugías de la obesidad para conocer más detalles sobre los tipos de procedimientos, los resultados, riesgos y complicaciones e incluso testimonios de pacientes que han sido intervenidos. Algunos de ellos pueden ser:
  - http://www.drcormillot.com
  - http://www.weightlosssurgeryinfo.com
  - http://www.win.niddk.nih.gov/publications/gastric. htm#adolescent
  - http://www.google.com - Palabraclave: Cirugía bariátrica

Cómo hablar en la familia

A diferencia de otras cirugías mayores, **la cirugía bariátrica es una operación electiva; es decir: el paciente elige -o no- someterse a ella para mejorar su salud y su calidad de vida.**

Esta decisión no es sencilla, ya que como se mencionó anteriormente, toda intervención supone riesgos y, en muchos casos, un importante cambio en el estilo de vida.

Por eso se trata de una **decisión personal:** nadie puede decidir por el paciente y sólo él conoce en qué formas y con qué intensidad la obesidad está afectando su vida.

Sin embargo, la cirugía no afecta exclusivamente a la persona intervenida, ya que la familia también juega un importante rol antes y después de la operación y es la que compartirá -en muchos casos- sus esperanzas y temores durante todo el proceso.

Al momento de comunicar la decisión tomada, es posible que no todas las personas del entorno íntimo puedan reaccionar de la misma forma. Algunos se alegrarán y apoyarán incondicionalmente desde el principio. Otros, en cambio, pueden tardar más en entender por qué se toma la decisión de operarse o incluso puede que no lleguen a comprenderlo.

Estas situaciones pueden ser difíciles y originar tensiones y sentimientos negativos, ya que si se tratara de otro tipo de cirugía (una de emergencia, por ejemplo, o un bypass cardíaco) probablemente la reacción sería diferente.

¿Por qué las reacciones pueden ser negativas? Una causa frecuente es el miedo a lo desconocido. *¿Qué es lo que hace realmente el cirujano en el estómago? ¿Cómo afectará la operación su salud? ¿Cómo se sentirá a la hora de la cena cuando no pueda comer lo que acostumbraba?* Estas dudas son comprensibles, y resultan una excelente oportunidad para que la información que dispone el paciente antes de la intervención llegue a toda su familia. Para ello, puede ser conveniente que la pareja, uno o más miembros de la familia lo acompañen a las charlas informativas o expresen sus inquietudes al médico que lo atenderá.

En otros casos, es posible que sea justamente la familia la que impulse al paciente a realizar la cirugía, ya sea porque ha visto otros casos que han ganado notoriedad en los medios de comunicación, o porque conocen los beneficios de este tipo de procedimientos.

Más allá de la opinión de los demás, si paciente y médico están convencidos de que la cirugía es la mejor opción, es porque ambos entienden que esa decisión le permitirá ser una persona más saludable, y es fundamental tener presente que **la decisión siempre debe ser personal y meditada.**

Testimonio

A.M., 60 años. Bypass Gástrico

A los 60 años decidí internarme para perder peso y logré adelgazar 38 kilos. Me sentía mejor que nunca, pero me había costado mucho. Tenía miedo de volver a subir cuando regresara a casa. En la Clínica conocí a personas que se habían operado, y los vi tan bien físicamente y tan felices que me dije: "yo también tengo que hacerlo". Pero había tenido varias operaciones, el cirujano no sabía si me podía operar y mi esposo no quería saber nada porque tenía mucho miedo. Yo lo deseaba tanto que le dije al cirujano que quería intentarlo igual, aún cuando era posible que no se pudiera hacer el bypass. Después de la operación, mi marido me vio tan bien que se le fueron los miedos. Incluso me pidió disculpas por no haberme dejado operar antes (yo había decidido operarme en diciembre, pero ante sus dudas lo postergué para marzo). Ahora él y mis hijas hacen la dieta conmigo, y aunque no son gordos, están contentos porque además de ayudarme también comen sano. Estoy muy feliz porque ya tengo las curvas de una mujer y mejoré mi apariencia y mi salud. Hace poco me realicé un chequeo y me dijeron que estaba ¡espectacular! Mi presión es normal y sólo tomo la mitad de la pastilla que tomaba antes de operarme. Soy una mujer feliz. Nunca disfruté tanto de mi marido y de mis hijas como ahora. Vivir como ahora lo hago es algo que no quiero perder por nada.

••••

Capítulo 6

Después de la intervención

Contenido:

Tiempo de internación y convalecencia

•Manejo del dolor.

El tiempo de internación suele ser de 3 ó 4 días, aunque depende de cada paciente, el tipo de procedimiento realizado y la presencia -o no- de complicaciones.

En promedio, a los 10 ó 15 días de haber sido operado el paciente puede retomar sus actividades diarias, si bien es posible que pasen varias semanas hasta que vuelva a su capacidad física previa a la cirugía.

Posteriormente, es importante evitar tareas de mucho esfuerzo o cargar/arrastrar objetos pesados por un período de 6 a 7 semanas para no lesionar la zona de la incisión ni producir una eventración; y es posible que algunos pacientes necesiten esperar ese tiempo antes de volver a su rutina laboral.

Después de este período, la persona intervenida debe ser capaz de retomar alguna actividad física liviana como caminata o andar en bicicleta. Aunque puede tomar algunos días recuperar la energía después de la operación -aún cuando no se sienta dolor ni se presenten complicaciones- **cierto grado de *fatiga* es normal.**

PARA TENER EN CUENTA...

•Después de 48 horas de la intervención es posible darse una ducha, pero hay que evitar un baño de inmersión o nadar en piletas ya que mojar las incisiones recientes puede aumentar el riesgo de infección.

•Cuando se siente cansancio, es recomendable sentarse o recostarse un momento para descansar antes de seguir con sus actividades.

•Cuando la evacuación intestinal requiera esfuerzo debe consultar a su médico para cambiar la alimentación o usar algún laxante.

•Durante los primeros 7 a 15 días...

✔ Es posible que se le indique toser varias veces al día y realizar algunos ejercicios respiratorios para abrir las vías aéreas.

✔ Para facilitar la circulación sanguínea, es conveniente mover los pies arriba y abajo, y, al permanecer sentado, mantener las piernas elevadas y evitar cruzarlas.

✔ Se recomienda esperar un mes para mantener relaciones sexuales.

✔ **Cuando se realiza una cirugía abierta** y la persona tiene que subir escaleras, **NO** debe hacerlo más de 2 veces por día durante los 15 días siguientes a la operación; y cuando sea necesario es importante que lo haga como los niños: primero un pie arriba de un escalón y luego el otro a su lado.

Ante alguno de los siguientes síntomas...

•Fiebre o escalofríos •Debilidad •Calambres •Mareos •Dolor, enrojecimiento hinchazón o hemorragia u otros problemas de la incisión

•Presencia de diarrea, constipación persistente o cambio en el color de las deposiciones *(la hemorragia digestiva se puede manifestar como deposiciones negras)*

•Vómitos, ardor o dolor abdominal agudo.

Es importante consultar con el equipo médico Es probable que le brinde indicaciones adicionales o alternativas de acuerdo a la situación particular.

En ese caso, no se deben realizar esfuerzos, ya que con el correr de los días se recupera el ritmo habitual.

•Manejo del dolor

Después de la operación es posible que el paciente sienta dolor en la zona de las incisiones, ya sea al respirar de manera profunda o al hacer algún esfuerzo. Para aliviar las molestias, el médico suele indicar algún calmante.

Bajo ninguna circunstancia debe automedicarse, pues algunos medicamentos podrían producir irritación, hemorragia u otras complicaciones.

El cambio del cuerpo

Tal como se señaló en la descripción de los procedimientos, las cirugías de la obesidad producen importantes cambios en el cuerpo que influyen:

•En el estilo de vida: La relación con la comida cambia drásticamente después de la intervención porque el estómago será mucho más pequeño, con lo que la cantidad de comida que puede ingerir es muy inferior a la que el paciente acostumbraba.

Además, la cirugía no se puede *abandonar* como la dieta ni postergar la decisión de hacer el tratamiento con el típico *el lunes empiezo.*

•En la nueva apariencia: La pérdida de peso se asocia con mejoras en la imagen corporal. Las molestias o la angustia suelen resolverse con el tiempo, aunque si existe un problema psicológico subyacente, es probable que la imagen corporal no se modifique con la cirugía y, en algunos casos, esto puede producir efectos negativos sobre la autoestima.

PARA TENER EN CUENTA...

La *imagen corporal* no es la *apariencia física real* de las personas sino *la forma en que piensan y sienten acerca de su cuerpo, cómo se ven a sí mismos y cómo piensan que los ven los demás.* A menudo el entorno -familiares, medios de comunicación, relaciones con otras personas- influye en el desarrollo de una **imagen corporal negativa,** imponiendo modelos de belleza asociados a la delgadez; y los fracasos a la hora de perder peso aumentan estos sentimientos negativos creando más insatisfacción, baja autoestima, ansiedad, inhibición y vergüenza, impactando seriamente la salud psicológica y la capacidad de mantener relaciones sociales.

Este problema también puede presentarse como consecuencia de la pérdida de peso y los consiguientes *colgajos* de piel, que deberán corregirse con una cirugía plástica.

Sin embargo, no afecta a todos los obesos ni lo hace de la misma forma. Personas con grandes sobrepesos pueden tener una buena imagen corporal mientras que personas con sobrepesos menores *exageran* su condición y son más susceptibles a desarrollar un trastorno de la imagen corporal.

capítulo 6

Es importante entender el significado de los cambios que produce una cirugía bariátrica. Algunos serán inmediatamente perceptibles (como la necesidad de un control médico regular o el cambio de la dieta) y otros se producirán a medida que se adapta a su nueva vida.

La dieta después de la cirugía

Para inducir la pérdida de peso *las intervenciones bariátricas* **alteran intencionalmente la forma en que el cuerpo ingiere y digiere los alimentos.**

Esto significa que una vez realizada la cirugía, la persona deberá relacionarse de otra manera con la comida. Por ejemplo:

- **Ya no podrá comer la cantidad de alimentos que acostumbraba.**
- **Deberá comer más despacio y sólo bocados pequeños.** De lo contrario, como la capacidad del nuevo estómago es mucho menor, es posible que se produzcan efectos no deseados como reflujo y vómitos.
- **Deberá disminuir su consumo de alimentos con azúcar o harinas** para reducir el riesgo de síndrome de dumping* -que se da en el bypass gástrico-, acidez y dolor estomacal.

Los pacientes que dedican más tiempo a cada comida y hacen una masticación adecuada de los alimentos tienen menos probabilidades de presentar vómitos.

Debido a estos cambios, la forma de alimentación se modifica significativamente luego de la operación, por lo que es vital tanto la participación del nutricionista dentro del equipo de profesionales como el cumplimiento del paciente de las recomendaciones de la dieta.

En líneas generales, y según el procedimiento realizado, es posible que algunos pacientes deban evitar ciertos alimentos de forma definitiva, mientras que otros pueden comer cualquier tipo de alimentos (evitando los de muchas calorías, grasas o azúcares) sin inconveniente alguno.

Estas complicaciones son sólo temporarias y, aunque en algunos casos resultan molestas, conviven con importantes cambios positivos en varios aspectos, favoreciendo la motivación y se resuelven cuando

*SÍNDROME DE DUMPING: Reacción del cuerpo a los alimentos con alto contenido de azúcares y se presenta en quienes se realizan un bypass gástrico o una derivación biliopancreática sin cruce duodenal. **Más información, pág. 100**

el paciente se adapta progresivamente a su nuevo aparato digestivo y a su nueva forma de comer.

•Dieta post-intervención

Cualquiera sea el procedimiento elegido, el estómago es más pequeño. Durante los primeros días después de la intervención, el paciente debe realizar una **dieta de líquidos e incorporar posterior y progresivamente alimentos blandos** como purés y comidas sólidas bajo estricto control médico-nutricional.

La cantidad de alimentos que puede tolerar dependerá del paciente y del tipo de intervención.

Al principio, ciertos alimentos no son fácilmente tolerados y deben evitarse porque pueden obstruir la salida del estómago causando obstrucciones, vómitos y la consiguiente pérdida de líquidos. Entre ellos se encuentran:

- Las carnes *(deben ser introducidas poco a poco en la dieta).*
- Las hortalizas de hojas crudas.
- Los alimentos que se *pegan (patatas fritas, maíz).*
- Algunos alimentos sólidos *(arroz, pastas, cereales en copos)* se *hinchan* en el estómago.
- Los alimentos difíciles de digerir si no se mastican muy bien, como las nueces, almendras y maníes.

El no cumplimiento de estas indicaciones puede conducir a complicaciones para la salud.

PARA TENER EN CUENTA...

Como ya se mencionó, tanto en el balón como en el resto de los procedimientos bariátricos, es muy importante comer despacio y sólo pedazos muy pequeños y bien masticados hasta que los alimentos tengan una consistencia *pastosa*. Si, en cambio, se come rápido o no se mastica bien, el paciente puede presentar molestias y vomitar.

La masticación prolongada es un nuevo hábito que deberá poner en práctica con los alimentos blandos y semisólidos para que su cuerpo se vaya acostumbrando antes de incorporar los sólidos. También deberá aprender a comer hasta sentirse saciado pero no demasiado lleno.

A continuación se encuentran los aspectos más importantes a tener en cuenta en la alimentación de acuerdo a cada procedimiento.

•Balón intragástrico

Primera semana

El día de la intervención, los pacientes comienzan con líquidos claros como agua, té o caldo de hortalizas coladas que deben tomar de a sorbos pequeños.

Deben ingerir una cantidad suficiente de líquidos para prevenir la deshidratación, por lo que en general se sugiere beber entre 4 y 6 vasos de líquido de unos 250 cc al día.

Se desaconsejan las bebidas gaseosas debido a que el gas puede producir malestar.

Si tiene una buena tolerancia a los líquidos claros, ese mismo día podrá incorporar a la dieta licuados o sólidos blandos como puré, polenta, yogur o gelatinas.

Durante los primeros días, y hasta que el cuerpo se acostumbra a la presencia del balón, algunos pacientes pueden presentar reflujo, acidez y también vómitos. Por lo general, después de 2 ó 3 días de la realización del procedimiento, ya no presentan estos síntomas.

Segunda semana y en adelante

Una semana después de haber incorporado alimentos blandos, es posible incluir progresivamente los alimentos sólidos, controlando con mayor atención las cantidades ingeridas.

•Procedimientos quirúrgicos

Las normas generales del balón son aplicables a los procedimientos quirúrgicos, aunque varían los tiempos de incorporación de los distintos tipos de alimentos.

•Banda gástrica y gastroplastía vertical.

Primera y segunda semana

Inmediatamente depués de la operación, los pacientes comienzan una dieta líquida. Al principio consiste sólo en cubitos de hielo y más tarde, líquidos claros (primero agua y luego té, caldo de hortalizas coladas con sal o compotas de pera o manzana y bebidas de rehidratación). A esto se agregan concentrados protéicos como *caseinato de calcio o albúmina*.

Por último se reemplaza la mitad de líquidos claros por leche fluida desnatada o yogur líquido desnatado (en nuestra práctica preferentemente de sabor a vainilla). Por lo general esto se mantiene durante dos semanas.

Tercera semana

Por lo general, los pacientes pasan a una dieta *blanda* de purés o licuados con poca fibra (calabaza, zanahoria, manzana, pera, postres de vainilla, quesos blancos, yogur firme desnatado), siempre con el agregado de caseinato de calcio o albúmina. Este tipo de alimentación reduce las posibilidades de una obstrucción del *estoma** que puede originarse por la acumulación de grandes trozos de comida, provocando dolor y vómitos.

Quinta semana en adelante
LOS SÓLIDOS.

Dependiendo de su evolución, el paciente podrá incorporar comidas sólidas. Se recomienda un período de transición en el que deberá comer carnes blancas -como pescado o pollo procesados- antes de incorporar las carnes rojas, en principio, también procesadas para facilitar su digestión.

Como el estómago se llenará rápidamente, la comida que se consuma primero adquiere gran importancia. Por esta razón se sugiere elegir comidas ricas en proteínas, ya que tienen menos calorías que las grasas, brindan saciedad y son importantes para varias funciones clave tales como:

*ESTOMA: Pasaje que conecta la pequeña bolsa gástrica superior con el resto del estómago (bolsa gástrica inferior).

- Curación de heridas.
- Mantenimiento de masa muscular.
- Refuerzo del sistema de defensas.

LOS LÍQUIDOS.

Es importante evitar...

- Las bebidas o alimentos blandos con muchas calorías -como los jugos de ferutas, postres y helados, por ejemplo-, ya que pasan fácilmente a través del estómago y cuando se consumen en abundancia, la pérdida de peso es menor a la esperada.

De hecho esta es una de las causas más frecuentes del fracasso a la hora de perder peso con la banda -ver La botella bariátrica, pág. 137-.

Tomar líquidos durante las comidas, ya que hacen que la saciedad se produzca más rápido quitando lugar a los alimentos que aportan nutrientes necesarios.

En general, lo más conveniente es beber líquidos al menos 30 minutos antes o una hora después de las comidas principales.

Es importante moderar...

- El consumo de bebidas alcohólicas -ver cuadro pág. 129-.
- Bebidas con gas durante las primeras semanas.

Los pacientes pueden comprar comida hecha -como la comida de bebé- o prepararse las que más se ajusten a sus gustos con la ayuda de procesadoras o licuadoras.

PARA TENER EN CUENTA...

Los pacientes de la Banda Gástrica podrían tener dificultades para consumir algunos alimentos como carnes rojas, pasta, pan blanco y arroz porque estos pueden obstruir el estoma. Sólo los alimentos bien cortados y bien masticados pueden pasar a través de este pasaje.

•Bypass gástrico y derivación bilio-pancreátrica

Primera y segunda semana

Después de la operación, el paciente permanece en ayuno completo durante cuatro días, recibiendo alimentación a través del suero.

Es muy importante no ingerir líquidos ni alimentos ya que las uniones que se realizaron en el intestino todavía están cicatrizando y cualquier ingesta podría hacer que se produzcan pérdidas, prolongando el período de alimentación y aumentando el riesgo de infecciónes.

Al cabo de este período, es posible comenzar con cubitos de hielo, luego agua a temperatura ambiente y más tarde líquidos claros (*té, caldo de hortalizas coladas con sal o compotas de pera o manzana y bebidas de rehidratación*), aunque algunos cirujanos comienzan antes con la dieta de líquidos.

A esto se agrega caseinato de calcio o albúmina como suplemento para cubrir el requerimiento de proteínas.

Por último se reemplaza la mitad de líquidos claros por leche fluida desnatada o yogur desnatado.

Tercera y cuarta semana

Se incorpora una dieta blanda de purés o licuados con las mismas características que en la banda gástrica, siempre acompañado con el suplemento proteico de caseinato de calcio o albúmina.

Quinta semana en adelante

A partir de la quinta semana se comienzan a incorporar las carnes blncas procesadas.

Luego continúa la incorporación de alimentos nuevos (patatas, pan desecado al horno blanco o integral, fideos, cabello de ángel, huevo y mermelada light, entre otros).

De a poco, se van agregando alimentos sólidos en el mismo orden que con el resto de las operaciones, es decir:

1. Carnes blancas -pescado y pollo procesados-.
2. Carnes rojas procesadas.
3. Carnes blancas y rojas sin procesar.

Después, hortalizas y frutas que contengan más fibra (zapatillo, remolacha, espinaca procesada, tomate, cítricos) y pastas rellenas.

LOS LÍQUIDOS.

Las recomendaciones sobre líquidos y bebidas de la banda gástrica y la gastroplastía vertical también son aplicables al bypass y a la derivación biliopancreática.

Algunos pacientes del bypass -como asi también de la banda- al comienzo tienen inconvenientes para tolerar los alimentos ricos en fibra debido a que son más difíciles de masticas, tragar y pasar a través del pequeño estómago. Sin embargo, la fibra es importante para evitar la constipación, por lo que se sugiere consumirlos cocidos.

Alcohol: Las bebidas que lo contienen aportan muchas calorías y perjudican el descenso de peso. Además, en exceso, desinhibe y disminuyen los frenos ante la comida.

•Déficit de minerales y vitaminas

Las vitaminas y los minerales son nutrientes esenciales para el funcionamiento del organismo. Luego de ser absorbidos en el sistema digestivo, ambos grupos de nutrientes se integran a la estructura del cuerpo e intervienen en prácticamente todos los procesos orgánicos y forman parte de enzimas* que diversas reacciones químicas que requieren las distintas funciones del cuerpo.

Además, estos nutrientes se refuerzan entre sí. Por ejemplo la vitamina C ayuda al cuerpo en la absorción del hierro, y la vitamina D hace lo mismo con el calcio.

*ENZIMAS: Proteínas altamente especializadas que regulan la velocidad de las reacciones químicas que se llevan a cabo en los seres vivos.

Por esta razón, un déficit de cualquiera de ellos puede afectar el equilibrio nutricional.

Por lo general, **una alimentación balanceada satisface los requerimientos de vitaminas y minerales que el organismo necesita, y su carencia suele producirse cuando la ingesta de alimentos que los contienen no alcanza** a cubrir los requerimientos **diarios, lo que hace necesaria una suplementación que prevenga el déficit.**

En el caso de las cirugías de la obesidad, este déficit puede producirse por distintos factores, por ejemplo:

- Reservas inadecuadas de vitaminas y minerales en el cuerpo previas a la operación,
- Bajo consumo de nutrientes por disminución de la ingesta recomendada,
- Suplementación insuficiente

Detalle de la modificación en la absorción de vitaminas y minerales como resultado de un bypass. Por encima de la línea punteada (a lo largo de los tramos de intestino *saltados*) se produce una malabsorción de nutrientes.

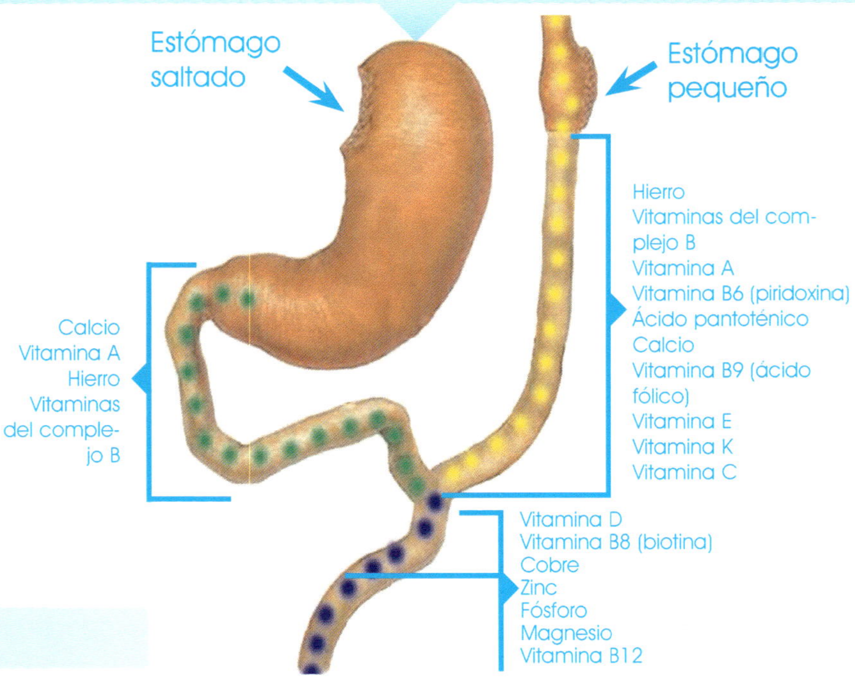

PARA TENER EN CUENTA...

Aunque los niveles de estos nutrientes se reducen luego de la intervención, el uso de polivitamínicos y suplementos previenen el déficit.

Los pacientes de bypass gástrico y derivación biliopancreática deberán usar suplementos de vitaminas y minerales de por vida.

Aunque esto tiene un costo económico, éste es mucho menor si se lo compara con el dinero que gastan los obesos no intervenidos bariátricamente, para comprar los medicamentos que necesitan para el tratamiento de la hipertensión arterial, el colesterol, los dolores y otras complicaciones de su obesidad.

Los principales nutrientes que pueden ser afectados por estas cirugías son:

- Proteínas,
- Hierro,
- Calcio,
- Vitamina B1,
- Ácido fólico,
- Vitamina B12,
- Vitaminas A, D, E y K.

Ejemplo de deficiencias metabólicas asociadas a la derivación biliopancreática y al bypass gástrico

Deficiencia	Qué provoca
Vitamina A	Mala visión nocturna, ojos secos, fotofobia, sarpullido papular -lesión en la piel-.
Vitamina D	Calambres musculares, osteomalacia -ablandamiento de los huesos-.
Vitamina E	Flebitis -inflamación de una vena-, hipercoagulabilidad -tendencia a formar coágulos dentro de los vasos sanguíneos-.
Hierro	Debilidad, anemia.
Calcio	Dolor de huesos, irritabilidad, sensación de cosquilleo, diarrea, mialgia -dolor muscular-, osteopenia, osteoporosis.
Proteína/ albúmina	Debilidad, edema (hinchazón), pérdida de cabello, temblores, pérdida de masa muscular.

LOS MINERALES

Para prevenir el déficit se recurre a las siguientes estrategias nutricionales:

• Déficit de hierro

Se presenta entre un 20 y 40% de pacientes de bypass gástrico y se debe a tres razones:

1. La absorción de este mineral se produce principalmente en el duodeno, sección *salteada* en esta intervención.
2. Mientras que normalmente la absorción es aumentada por la secreción de ácido gástrico en el estómago, la producción del mismo en la pequeña bolsa gástrica se reduce notablemente.
3. Como el hierro de la dieta se obtiene principalmente de la carne, cuando ésta no es bien tolerada como consecuencia del procedimiento, la disminución en el consumo de este alimento puede conducir a la anemia.

Para prevenir el déficit de este nutriente, además de un polivitamínico el médico recomienda un suplemento diario de hierro en la forma de sulfato ferroso.

En las mujeres en edad reproductiva, la deficiencia de hierro puede ser más frecuente debido a la pérdida de este mineral a través del ciclo menstrual.

Tomar suplementos o alimentos con alto contenido de vitamina C junto con las fuentes alimentarias de hierro aumenta la absorción de este último. En cambio, tomar el suplemento de hierro junto con el de calcio podría interferir la absorción de ambos.

Fuentes de hierro

• ORIGEN ANIMAL: Carnes rojas y blancas, vísceras (como el hígado y el riñón), lácteos fortificados y yema de huevo (aunque conviene introducirlo de a poco por la grasa).

• ORIGEN VEGETAL: Legumbres (tales como garbanzos y judías), hortalizas verde oscuro (como espinaca y acelga), brócoli, repollito de Bruselas, cereales fortificados (salvado de avena, por ejemplo).

PARA TENER EN CUENTA...

Los rayos ultravioleta del sol ayudan a la piel a sintetizar la vitamina D, fundamental para la absorción del calcio. Por eso es importante exponer cara, brazos, manos y cuello al sol entre 15 y 30 minutos diarios, tiempo que debe aumentarse a una hora para quienes viven en zonas con poco sol ya que allí la incidencia natural disminuye notablemente, en especial durante el invierno.

Déficit de calcio

Puede ocasionarse porque:

1. Se absorbe principalmente en el duodeceno y también en la parte superior del yeyuno, y su absorción se reduce al saltear dichos órganos.
2. Se ingiere una menor cantidad de alimentos ricos en este mineral.
3. Se absorbe en menor medida la vitamina D a raíz de la intervención.

Su deficiencia suele producir osteopenia y osteoporosis (*disminución de la masa ósea que aumenta el riesgo de fracturas*).

Fuentes de calcio

- ORIGEN ANIMAL: Lácteos, lácteos fortificados, pescados enlatados con sus espinas (anchoas, sardinas, caballa, salmón).
- ORIGEN VEGETAL: Legumbres, hortalizas de hoja verde intenso, brócoli, repollito de Bruselas; semillas de amapola y sésamo, frutas secas (almendras, por ejemplo), frutas frescas (como la banana) y cereales (avena).

Como los polivitamínicos aportan sólo un pequeño porcentaje de calcio, el paciente deberá consumirlos en combinación con suplementos de carbonato o citrato de calcio.

La dosis de suplementación depende de la ingesta diaria de los alimentos fuente y el metabolismo de cada persona.

LAS VITAMINAS

Las vitaminas se clasifican en:

- Hidrosolubles: Son solubles en agua y no se almacenan en el cuerpo, por lo que es necesario incorporarlas diariamente a través de la alimentación En este grupo se encuentran las vitaminas del complejo B y la vitamina C.
- Liposolubles: Son solubles en grasa por lo que permanecen en el cuerpo más tiempo. La mayoría son almacenadas en el tejido graso, y algunas se depositan en ciertos órganos, especialmente el hígado. Dentro de este grupo se encuentran las vitaminas A, D, E y K.

Para prevenir el déficit se recurre a las siguientes estrategias nutricionales:

Déficit de vitamina B1

Su deficiencia puede ser causar debilidad, fatiga y daño a los nervios. Suele presentarse en mayor proporción en personas alcohólicas (el licor, por ejemplo, limita la capacidad del organismo para absorber esta vitamina de los alimentos).

La deficiencia puede prevenirse, además de consumir alimentos ricos en vitamina B1, con una suplementación vía oral de dicha vitamina. Cuando el déficit se presenta a raíz de vómitos, es preciso hacer un tratamiento inyectable hasta que el paciente se recupere. Al terminarlo, se continúa con la suplementación preventiva.

Fuentes de vitamina B1

- ORIGEN ANIMAL: Carnes magras (especialmente cerdo), pescado, lácteos.
- ORIGEN VEGETAL: Panes fortificados, cereales integrales y derivados, germen de trigo, legumbres.

Aunque las frutas y hortalizas no contienen mucha vitamina B1, cuando se consumen en grandes cantidades pueden ser una fuente importante de este nutriente.

- **Déficit de ácido fólico**

Su deficencia puede causar alteraciones en los glóbulos rojos y blancos, células del estómago, intestino, vagina y cuello uterino.

También produce anemia macrocítica (*glóbulos rojos grandes*), malabsorción de otros nutrientes, malformaciones en los fetos (*dada la mayor necesidad de esta vitamina durante la formación fetal*).

Además de las causas comunes de deficencia (mencionadas en la pág. 129) el alcoholismo interfiere con su absorción y aumenta su eliminación.

Se previene con suplementación de la vitamina y una alimentación rica en sus alimentos-fuente.

Fuentes de ácido fólico

- ORIGEN ANIMAL: Vísceras, carnes.
- ORIGEN VEGETAL: Levadura de cerveza, germen de trigo, hortalizas de hoja verde oscuro -espinaca, acelga-, brócoli, repollito de Bruselas, legumbres -lentejas, garbanzos y judías-; cereales integrales y frutas -principalmente la naranja-.

- **Déficit de vitamina B12**

La deficencia puede producir anemia, glositis (inflamación de la lengua), alteración en la estructura intestinal (que favorece trastornos gastrointestinales), deterioro neurológico y de los nervios de la visión.

En un 35% de los casos, esta deficiencia puede originarse por la menor producción de jugos gástricos, que también afecta su absorción. Se prescribe por vía oral pero se puede suplementar en forma inyectable.

Fuentes de vitamina B12

- ORIGEN ANIMAL: Carnes rojas y blancas -pollo y pescado-; vísceras -hígado, riñones y corazón-; lácteos y huevo.

•Déficit de vitaminas A, D, E y K

La malabsorción de las grasas en el intestino puede conducir a una **carencia de estas vitaminas liposolubles** que se corrige a través de una adecuada suplementación y modificaciones en la dieta debidamente indicadas por los profesionales. Por lo general, se previene con polivitamínicos.

	Fuentes
Vitamina A	✔ ORIGEN ANIMAL: Aceite de hígado de pescado, pescados grasos -arenque, salmón, bacalao y sardinas-, hígado y riñón de vaca y pollo, lácteos enteros o descremados fortificados, manteca, crema, yema de huevo. ✔ ORIGEN VEGETAL: Todas las hortalizas de color verde, brócoli, repollito de Bruselas; hortalizas color amarillo, naranja y rojo (zanahoria, calabaza) y frutas amarillas-anaranjadas (durazno y melón).
Vit. D	✔ ORIGEN ANIMAL: Aceites de hígado de pescado, pescados grasos, lácteos enteros o descremados fortificados, manteca, crema, vísceras -hígado-, yema de huevo. ✔ **Recuerde que es importante exponerse al sol a diario para que la piel produzca esta vitamina.**
Vit. E	✔ ORIGEN VEGETAL: Aceites vegetales (preferentemente crudos), germen de trigo, frutas secas -nueces-, semillas y aceitunas.
Vitamina K	✔ ORIGEN ANIMAL: Vísceras -hígado-, aceite de hígado de pescado, lácteos, yema de huevo. ✔ ORIGEN VEGETAL: Hortalizas de hoja oscura, brócoli, repollito de Bruselas, y otras crucíferas, legumbres -guisantes-; germen de trigo, aceites de soja y de canola.

PARA TENER EN CUENTA...

•El médico y/o nutricionista son los profesionales capacitados para indicar qué suplemento tomar y en qué cantidad, pues algunas vitaminas y minerales pueden resultar tóxicos en exceso, y ciertas combinaciones de suplementos pueden interferir con la absorción de algunos nutrientes.

•Los suplementos **no reemplazan** todos los nutrientes necesarios de la dieta, por lo que a pesar de su prescripción **sigue siendo importante cuidar la ingesta de alimentos indicados por el nutricionista.**

DETECCIÓN DE DEFICIENCIAS

Entre los chequeos periódicos para detectar deficiencias nutricionales se encuentran los siguientes estudios de laboratorio:

- Recuento globular (hemograma).
- Glucemia, úrea, creatinina, ácido úrico, ionograma, proteínas totales, albúmina.
- Función hepática.
- Perfil lipídico.
- Coagulograma.

MICRONUTRIENTES:

- Hierro: Ferremia, TIBC, saturación.
- Ferritina -indicador más sensible del estado del hierro en sangre-.
- Ácido fólico.
- Vitamina B12.
- 25 (OH) Vitamina D.
- PTH (paratohormona).
- Densitometría.

Recomendaciones generales

Tal como lo señala la Licenciada Violeta Moizé Arcone, *la posibilidad de que se produzcan alteraciones nutricionales a corto y largo plazo subraya la importancia de establecer en estos pacientes una correcta reeducación alimentaria adaptada a su nueva situación.*

Por eso, tanto las recomendaciones generales como las específicas para cada intervención adquieren gran relevancia para obtener el éxito esperado después de cualquier procedimiento.

Una nueva alimentación

En las siguientes ilustraciones se encuentran los hábitos de alimentación más convenientes para poner en práctica después de un procedimiento bariátrico.

- Los primeros días posteriores a la cirugía es mejor evitar algunos alimentos sólidos (arroz, pastas, cereales en copos) porque se *hinchan* en el estómago.
- Durante varias semanas después de la cirugía es conveniente ser muy cuidadoso con la cantidad de alimentos que se consumen. Para esto es útil tener en cuenta el volumen de una taza de té (150 g).
- Siempre consumir alimentos ricos en proteínas como primera opción *(lácteos descremados, clara de huevo, quesos magros, pollo o pescado, carnes magras)* y evitar aquellos con alto contenido de azúcar, calorías y grasa.
- Vigilar la ingestión de pieles, espinas y carozos.
- Evitar el concepto de *primero y segundo plato y postre*. Para ello puede ser útil recurrir a recetas de platos únicos con alto contenido nutricional.
- Agregar una cucharadita de aceite con cada comida para aportar ácidos grasos esenciales que el cuerpo no produce y 2 cditas. tamaño té de semillas de lino molidas a distintas preparaciones (*sopas, yogur, leche, entre otras*) una vez que se comenzó con la dieta definitiva y según tolerancia.
- Tomar líquidos 30 minutos antes de comer o una hora después de cada comida para evitar la saciedad antes de ingerir los nutrientes que necesita el organismo. En los pacientes acostumbrados a beber grandes volúmenes de líquidos antes de la intervención, es importante reforzar el hábito de beber pequeños sorbos durante todo el días hasta que se adapten a la restricción gástrica.
- Evitar el alcohol, las bebidas azucaradas y las bebidas gasificadas.
- No saltear comidas. Se recomiendan 6 a 8 comidas diarias entre comidas principales y colaciones.
- Dedicar al menos 20 minutos a las comidas *(tiempo necesario para alcanzar la sensación de saciedad)*, asegurando el tragar bocados chicos y muy bien masticados hasta que adquieran una consistencia *pastosa* para evitar la formación de *bolas* de alimento difíciles de digerir.
- Dejar de comer cuando se siente saciedad o *nudo* en el estómago. No intentar seguir con otro bocado ni aliviar la sensación con un sorbo de agua porque puede producir dolor o vómitos.
- No se recomienda acostarse o reclinarse en un sofá o en la cama inmediatamente después de comer.

LA BOTELLA BARIÁTRICA

Representa la proporción en que deben incorporarse los líquidos después de la cirugía. La cantidad dependerá de la etapa de progresión alimentaria en que se encuentre el paciente. El sitio y espacio que poseen en la Botella muestran el lugar que deberían ocupar a diario considerando que los líquidos presentes en la parte más baja y ancha de la botella son los más convenientes y los que se encuentran en la parte más alta y angosta son aquellos cuyo consumo es preciso restringir.

PICO DE LA BOTELLA: Incluye a las bebidas alcohólicas porque conviene ingerirlas en pequeñas cantidades y con menor frecuencia ya que aportan calorías vacías. Además:

- Favorecen el aumento de peso y el descontrol con la comida.
- Aumentan el requerimiento de vitaminas del complejo B.
- Pueden irritar la mucosa gástrica y la nueva unión quirúrgica.

Recomendación máxima: Una copa para la mujer y dos para el hombre.

Vino: **tormarlo con las comidas en pequeños sorbos.**

Quienes tienen problemas de alcoholismo NO deben tomar NADA.

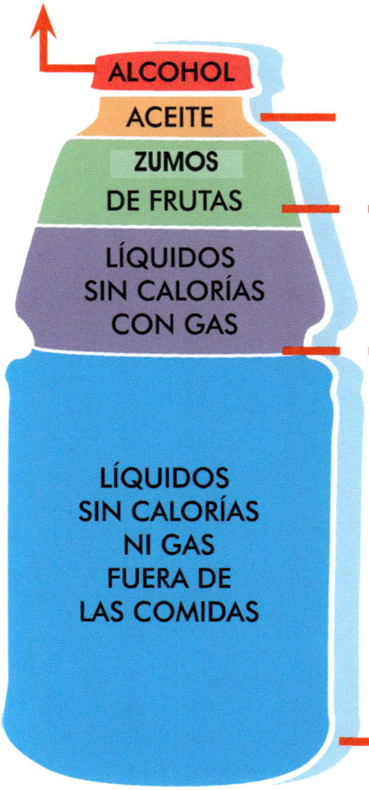

Aquí se ubica el aceite, necesario porque aporta, según su variedad:

- Oliva: Grasas monoinsaturadas.
- Soja: Ácidos grasos omega 3, 6 y 9.

Sin embargo, debido a su alto aporte calórico, es preciso ingerirlo en pequeñas cantidades. Recomendación: Una cda. tamaño té en almuerzo y cena.

Representa los **jugos de frutas que contienen azúcar,** por lo que es conveniente incorporarlos en menor proporción ya que el azúcar se absorbe en la parte del intestino donde llega la comida y puede dificultar el descenso de peso.

Incluye los **líquidos sin calorías y con gas** (aguas gasificadas, gaseosas light y soda). Es preciso moderar su incorporación ya que pueden producir molestias.

BASE Y CUERPO DE LA BOTELLA: Aquí se encuentran los líquidos que **no aportan calorías ni gas** (agua, infusiones sin azúcar, zumos light, gelatinas light, caldos light). Son los que tienen mejor tolerancia.

EL PLATO BARIÁTRICO

Modificar la manera de alimentarse es uno de los pilares después de la cirugía. Este esquema muestra los cambios esenciales en la conducta alimentaria. Suponiendo que en este plato está incluido todo lo que el paciente debe comer en un día, los aspectos más importantes son:

•La distribución:
Es importante realizar **hasta 8 comidas diarias.** Cuanto más comidas de menor volumen se hagan, mejor será la tolerancia de los alimentos.

•La composición:
Disminuir las grasas y azúcares y aumentar el consumo de proteínas e incluirlas desde el inicio de la progresión alimentaria para asegurar un aporte adecuado al organismo.

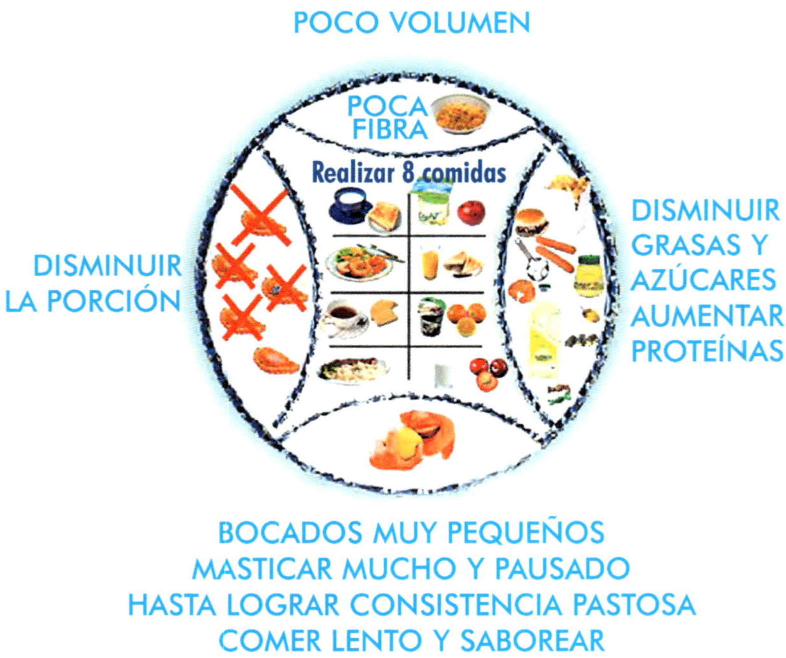
POCO VOLUMEN
POCA FIBRA
Realizar 8 comidas
DISMINUIR LA PORCIÓN
DISMINUIR GRASAS Y AZÚCARES
AUMENTAR PROTEÍNAS
BOCADOS MUY PEQUEÑOS
MASTICAR MUCHO Y PAUSADO
HASTA LOGRAR CONSISTENCIA PASTOSA
COMER LENTO Y SABOREAR

•La porción:
Siempre debe ser muy pequeña. Servir la porción en platos más chicos y morder bocados de menor tamaño.

•La forma de comer:
Es importante reforzar el hábito de comer muy lento y pausado y masticar bien cada bocado de alimento.

•El volumen:
Ingestas de volumen reducido -especialmente en lo que se refiere a frutas y hortalizas- y beber líquidos fuera de las comidas.

LA PIRÁMIDE BARIÁTRICA

Cada grupo de alimentos provee distintos nutrientes que el organismo necesita. Por lo tanto, todos son necesarios para gozar de buena salud. El sitio y espacio que poseen en la pirámide muestran el lugar que deberían ocupar en su alimentación después de la cirugía.

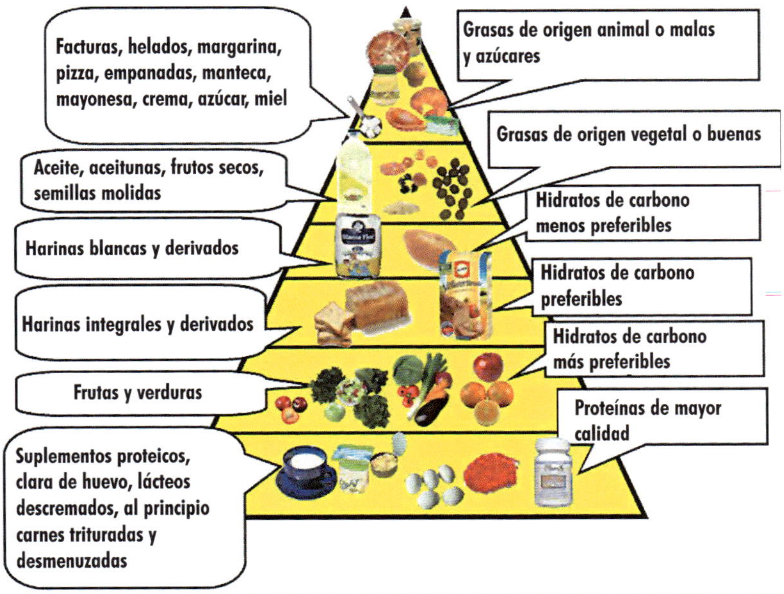
Facturas, helados, margarina, pizza, empanadas, manteca, mayonesa, crema, azúcar, miel
Grasas de origen animal o malas y azúcares
Aceite, aceitunas, frutos secos, semillas molidas
Grasas de origen vegetal o buenas
Harinas blancas y derivados
Hidratos de carbono menos preferibles
Harinas integrales y derivados
Hidratos de carbono preferibles
Frutas y verduras
Hidratos de carbono más preferibles
Suplementos proteicos, clara de huevo, lácteos descremados, al principio carnes trituradas y desmenuzadas
Proteínas de mayor calidad

Desde la base se ubican:

1. **Proteínas de mayor calidad:** Importantes para la cicatrización de las heridas quirúrgicas y para evitar la pérdida de masa muscular. Según la etapa de progresión alimenticia se pueden incorporar como:

●Caseinato de calcio o albúmina: Suplemento proteico que se incorpora inmediatamente después del procedimiento.

●Lácteos: Se deben seleccionar preferentemente los descremados ya que los enteros contienen mucha grasa.

Aportan, además de las proteínas:
*Calcio, fósforo y vitaminas.
*Moderada cantidad de calorías.

●Clara de huevo: Aporta, además de las proteínas, minerales y vitaminas.

●Carnes rojas magras: Es importante consumirlas trituradas o desmenuzadas para facilitar su digestión. Aportan, además de las proteínas:
*Moderada cantidad de calorías (si se eligen los cortes magros: vaca, lomo, cuadril, cuadrada, nalga, paleta, vacío).
*Vitaminas, minerales -hierro y zinc, entre los más importantes-, grasa y colesterol.

●Carnes blancas:

*El pollo es preferible cocinarlo sin piel, y seleccionar la pechuga, *aunque al principio se recomienda la pata porque es menos seca.*

*El pescado de mar es la mejor elección por su alto contenido en omega 3.

2. **Hidratos de carbono.**

Al ingerir un alimento rico en este nutriente, el azúcar en sangre aumenta y luego cae. La velocidad con que aumenta y el tiempo en que permanece elevado se denomina **Índice Glucémico** -I.G.- y es particularmente importante para la salud.

a. Los más convenientes -de absorción lenta-:

Aportan:

*Fibra, vitaminas, minerales, fitoquímicos.

*Índice glucémico muy bajo.

*Pocas calorías y mucho volumen, por lo tanto brindan saciedad.

Se encuentran en:

Hortalizas: Acelga, achicoria, ají, apio, berenjena, berro, brócoli, coliflor, escarola, espinaca, hinojo, lechuga, nabiza, pepino, rabanito, radicha, radicheta, repollo, repollito de Bruselas, hongos, tomate, zapallito, alcaucil, calabaza, cebolla, chaucha, espárragos, nabo, palmito, puerro, remolacha, zanahoria, zapallo, choclo, palta.

Frutas: Frutilla, grosella, guinda, lima, limón, melón, sandía, ciruela, frambuesa, mandarina, melón rocío, mora, naranja, papaya, pomelo, quinoto, kiwi, ananá, cereza, damasco, durazno, higo, mango, manzana, membrillo, pera, banana.

Es importante consumir frutas y hortalizas bien cortadas y al principio cocidas. La cantidad debe ir progresando paulatinamente.

Esto se debe a que cuando el azúcar en sangre sube rápidamente después de una comida, el consiguiente aumento de insulina daña las arterias, aumenta el *apetito y favorece el depósito de grasa. Esto sucede al consumir alimentos ricos en hidratos de carbono de absorción rápida que tienen un I.G. alto.* A partir de lo anterior, es posible clasificar a los hidratos de carbono en:

b. Los convenientes -de absorción intermedia-: Debido a su riqueza en fibra, son importantes dentro de la alimentación. Se encuentran en: el arroz integral, los fideos integrales, el pan integral y las legumbres.

c. Los menos convenientes -de absorción rápida-: Son los hidratos de carbono que deben consumir con mayor moderación. Aquí se encuentran el arroz blanco, los fideos, los panificados, harinas y derivados.

Es más saludable consumir aquellos alimentos que contienen hidratos de carbono de absorción lenta, cuyo I.G. es bajo.

3. **Grasas vegetales (buenas):** Son beneficiosas porque ayudan a bajar el colesterol y aportan vitamina E (antioxidante).

Se encuentran en: aceites -preferentemente de oliva y de soja por su saludable composición de grasas-, aceitunas, frutas secas y semillas molidas.

4. **Grasas de origen animal y trans:** No son buenas para el organismo y aportan muchas calorías, por lo que es preferible disminuir su consumo.

De origen animal: Se encuentran en manteca, mayonesa, crema, achuras, asado.
Trans: Se encuentran en facturas, galletitas dulces, productos de copetín, pizza y empanadas.

5. **Azúcares:** Favorecen un aumento brusco del I.G. y aportan muchas calorías, por lo que es conveniente disminuir su consumo.
Se encuentran en: azúcar, miel, golosinas, chocolate, helados.

Testimonios

Lito Elgue -Bypass gástrico- *Después de la operación, y por un buen tiempo, no sentí hambre. Los médicos tenían que recordarme que comiera, como si tuviera que tomar una medicación. Yo pensaba:* antes me volvían loco para que no coma; ahora para que lo haga. *Por eso bajé muchísimo los primeros meses; llegué a bajar 16 kilos en un mes. Las primeras dos semanas después del bypass fueron de dieta líquida, y después fui incorporando papilla y flan. Para lo sólidos tardé casi un mes y medio. Empecé con una hamburguesa hecha en casa, con poca grasa, y me terminó sobrando para dos comidas. Estaba acostumbrado a mucha cantidad, siempre bocados grandes y muy rápido. Por eso, a pesar de que era carne picada y supuestamente podía digerirla mejor, me cayó muy mal. Vomité y sentí un dolor impresionante en el estómago. Eso me volvió a pasar las veces que me excedí, hasta que me fui acostumbrando a los límites; porque a mi me operaron del estómago, y no de la cabeza. A veces, no muchas, me salía el gordo de adentro y trataba de comer rápido como antes.*

A pesar de que había hablado con los médicos y los nutricionistas, y de que sabía que podían pasar estas cosas, sentía un poco de miedo. Por ejemplo, tenía miedo que se me descosiera el estómago al vomitar, aunque el cirujano ya me había dicho que eso no iba a pasar. Ahora, salvo con los dulces, no tengo problemas, porque no siento el hambre que sentía antes. Además me acostumbré a tomarme mi tiempo. También fui aprendiendo qué cosas me caían mal y cuáles no. A las gaseosas, por ejemplo, o a la soda, que yo tomaba mucho, tengo que sacarles el gas porque si no se me hincha el estómago y no puedo eructar. Al principio sentía como si fuera a reventar. Otra cosa que me cuesta son algunas ensaladas. La lechuga me produce dolor en el estómago y no la puedo digerir por más que la mastico mucho. Otras verduras no. Muchos compañeros que se hicieron un bypass no tienen ningún problema, pero yo sí.

Yo era de comer ensalada más que dulces. Hoy es al revés. Si me paso con los dulces me siento como si tuviera un ataque al hígado. Me provoca diarrea, mareo, sueño. Eso lo sigo padeciendo pero trato de comer poco. Si antes me comía una torta, ahora puedo comer una porción. Ahora, si esa porción tiene mucho dulce de leche, me descompongo. Antes me llevaba un tiempo recuperarme y me tenía que quedar un buen rato en la cama. Ahora, si los dulces me dan diarrea, se me pasa una vez que voy al baño. El otro día hasta pude salir a correr. A los tres meses de operarme pasaba por las parrillas, y el olor de la comida que antes era para mí como un perfume, me dejaba indiferente. Si antes comía 4 ó 5 choripanes en el trabajo, después del bypass uno solo me duraba hasta el día siguiente. Lo mismo con las hamburguesas, que las comía bien completas, con huevo, cebolla, lechuga. Para comerla ahora tengo que sacarle todo y dejar la mayor parte para otra comida. Como no siento mucha hambre, no extraño mi antigua vida. Recuerdo que unos meses después de la operación fue el cumpleaños de mi hijo y lo festejamos en un buffett *libre al que solía ir ¡Me sentí estafado! Los dueños se reían, me decían:* ahora que no comes nada vamos a recuperar la plata que nos hacías perder. *Tenían razón, porque antes comía por cuatro personas...*

••••

Héctor -Bypass gástrico- *Me operé hace tres semanas, y todavía estoy con dieta líquida. Cuando me dijeron que no iba a poder comer nada de nada, pensé:* Se volvieron locos. *Acostumbrado a comer de todo pensé que me iba a morir de hambre. Después de operarme me sorprendió no sentir ganas de comer. En este poco tiempo ya bajé 17 kilos.*

••••

Alejandro -Bypass gástrico- *Las carnes dejaron de ser el centro de mi dieta, porque si son lo que más como me caen mal y me da sensación de pesadez. Creo que porque la carne vacuna es muy seca. Por eso prefiero el pescado. Lo mismo me pasa con los fideos y otras pastas secas, aunque no tengo problemas con las pastas rellenas como los ravioles. Pero la verdad es que no me cuesta mucho. Al tiempo me acostumbré y aprendí a manejar las cantidades y cuáles son los alimentos que podés comer sin dificultades.*

capítulo 6

Seguimiento

La causa que favorece una recuperación de peso posterior a una intervención bariátrica es, a largo plazo, el abandono de los controles relacionados con el estado de salud y de la educación terapéutica. Por eso, el seguimiento posterior a cualquier procedimiento resulta indispensable. El mismo incluye:

Chequeos periódicos

Después de la cirugía, el paciente debe asistir a una consulta con su médico a las dos o tres semanas. Aunque el cronograma de consultas posterior estará determinado por la presencia de síntomas o las complicaciones de la obesidad previas a la intervención, en líneas generales el calendario de seguimiento consiste en realizar visitas en los meses: 1, 3, 6, 12, 18 y 24.

A partir del segundo año de realizado el procedimiento bariátrico, y salvo excepciones, las revisiones suelen ser anuales.

La decisión de CADA CUÁNTO PESARSE puede estar indicada por el médico; aunque en líneas generales, el paciente puede decidir entre:

	Ventajas	Desventajas
1 vez por semana	Muestra un balance o promedio semanal	Puede producir desaliento ante un aumento transitorio de peso
1 vez por día	Permite controlar más de cerca el peso	Puede dificultar la interpretación de aumentos y descensos bruscos que no se relacionan con la comida

Los exámenes clínicos se realizan en el primer, tercer, sexto mes, y luego al cumplir el primer año de la intervención (quienes se realicen un bypass o una derivación biliopancreática necesitarán análisis completos de sangre, incluyendo los niveles de vitaminas y minerales para prevenir posibles deficiencias). Éstos también pueden variar de acuerdo al estado de salud del paciente, a su evolución posterior a la intervención y a las complicaciones asociadas a la obesidad que tuviera en forma previa a la realización del procedimiento.

El control de la actividad física

Una vez que el médico lo autoriza (por lo general después del segundo control post-operatorio), es importante practicar una rutina de ejercicio especialmente preparada por el equipo de profesionales ya que la actividad física:

- Quema calorías, lo que contribuye a fortalecer la pérdida de peso y asegurar el mantenimiento de los logros.
- Mantiene la masa muscular mientras adelgaza.
- Mejora la autoestima y el estado de ánimo.
- Reduce el estrés.
- Aumenta las energías.

> Caminar, la mejor opción
>
> La caminata es una de las mejores alternativas para la recuperación posterior a una intervención bariátrica y como parte de un estilo de vida activo.
>
> Para aprovechar sus beneficios, el paciente puede comenzar a caminar 2 veces por día pequeñas distancias, y aumentar el recorrido y el tiempo paulatinamente y de acuerdo a sus posibilidades, sin esforzarse en exceso. A medida que mejore la condición física, será posible elegir otras actividades o deportes que disfrute. Antes de iniciar su práctica, siempre consulte con su médico.

Un dato...

La persona físicamente activa *quema* más calorías que la sedentaria durante el resto del día... ¡E incluso mientras se encuentra en reposo!.

Qué hacer

Al comienzo, **la actividad debe ser leve, con sesiones de 5 minutos las primeras veces hasta sumar, progresivamente, 30 a 60 minutos de ejercicio todos los días.**

Conviene incluir ejercicios de fortalecimiento que ayuden a mantener la masa muscular.

Registro de movimiento

Llevar un registro de la actividad física permite evaluar los progresos.

Al realizarlo, es muy importante destacar:

*Día y hora del movimiento realizado (para registrar la frecuencia)

*Tipo de movimiento (para registrar la intensidad)

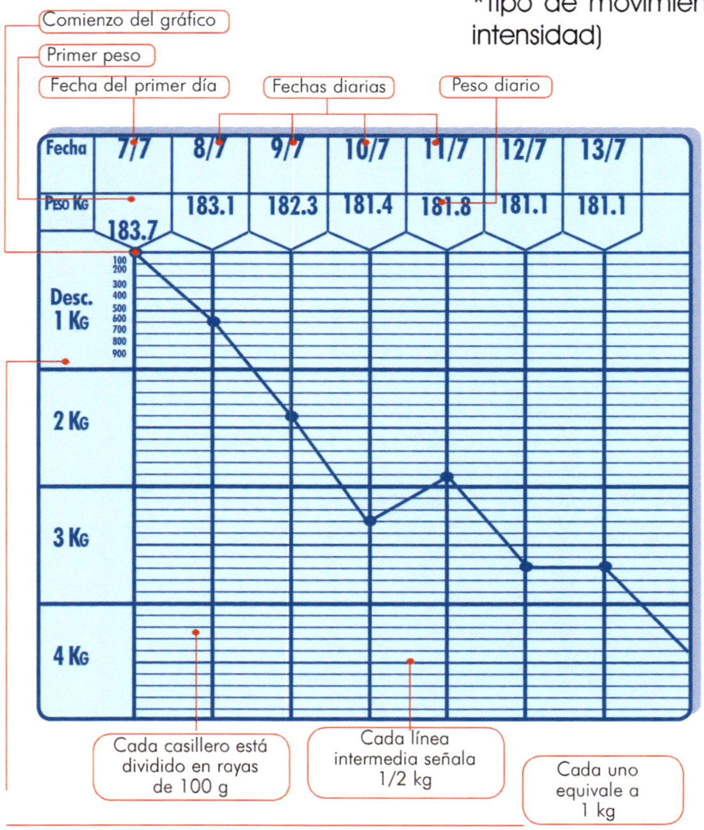

EJEMPLO DE LA CURVA DE PESO

*Duración del mismo
Por ejemplo: *A las 10hs. hice 10 minutos de caminata*

Registro de comidas

Del mismo modo que es conveniente poner por escrito el movimiento diario, registrar las comidas en algunas etapas del tratamiento puede ser de gran utilidad para controlar el peso.
Por eso, se recomienda a los pacientes que realicen registros de los alimentos ingeridos -incluyendo la porción- para identificar posibles desvíos.

✓ **Otros cambios que ayudan**

Las cirugías de la obesidad producen cambios importantes en el cuerpo que ayudan a perder peso. Sin embargo, ninguna modifica el sistema de creencias, actitudes y conductas de cada persona, cosas que sin dudas pueden favorecer u obstaculizar el descenso. Para favorecer el adelgazamiento se pueden poner en práctica distintas técnicas que apuntan a modificar justamente aquellos hábitos o pensamientos que atentan contra la pérdida de peso, reemplazándolos con otros más constructivos y útiles para su *nueva vida*.
Algunos de ellos pueden ser los siguientes:

Técnicas de alimentación.

1. Seleccionar los alimentos según su valor calórico.
2. Elegir alimentos reducidos en grasas.
3. Usar la sal con moderación.
4. Leer las etiquetas.
5. Cuidar el consumo de fibra en la dieta.
6. Beber alcohol con moderación.
7. Masticar bien los alimentos.
8. Planificar al menos 4 comidas diarias.
9. Consumir azúcar y comidas azucaradas con moderación.

Técnicas de ejercicio.

1. Programar una actividad física regular.
2. Comenzar con 5 minutos de caminata cuando el médico lo indique y aumentar paulatinamente.
3. Buscar alternativas placenteras a medida que la mejoría permita incrementar la actividad física.

Técnicas de conducta.

1. Llevar un registro de comidas.
2. Pesarse regularmente.
3. Hacer la curva de peso.
4. Cuidarse de...
   a. Comer automáticamente.
   b. Picotear entre comidas.
   c. Comer excesivamente.
   d. Tener atracones.
   e. Comidas nocturnas.
5. Reconocer situaciones que llevan a comer más.
6. Respetar los horarios de las comidas.
7. Hacer pausas entre bocado y bocado.
8. Comprar con el estómago lleno y llevando una lista.
9. Colocar las comidas que tientan fuera de la vista.
10. Sacar los platos ni bien termina de comer y abandonar la mesa lo antes posible.
11. Decidir por anticipado qué comer fuera de casa y planificar las situaciones difíciles.

Técnicas de actitud frente al tratamiento.

1. Evitar las actitudes perfeccionistas.
2. Tener metas realistas.
3. Ser consciente de las *trampas* y las *excusas*.
4. Evitar los pensamientos tipo *blanco o negro*.

Técnicas de relación.

1. Pedir ayuda.
2. Ser concreto y específico al hacerlo.
3. Compartir con la familia, amigos o pareja actividades placenteras.
4. Buscar apoyo (en amigos, grupos, familiares).

Grupos de autoayuda

Tal como se mencionó en el capítulo anterior, son una gran herramienta a la hora de mantener el peso porque, en ocasiones, compartir la propia experiencia con la de otras personas que estén pasando o hayan pasado por una situación similar permite lograr cambios que no se hubieran alcanzado únicamente con la ayuda de los profesionales.

••••

Nuestra experiencia demuestra que un verdadero *trabajo de equipo* permite alcanzar los mejores resultados luego de una cirugía o durante un tratamiento convencional contra la obesidad.

••••

Cirugía plástica o reparadora

Cuando una persona con obesidad mórbida pierde mucho peso en un corto período, aumenta significativamente la cantidad de piel *sobrante* y tejido celular subcutáneo que, sin el apoyo que le daba la excesiva cantidad de grasa corporal, *cuelga* alrededor de brazos, estómago, muslos, pechos y nalga.

Esto representa un problema para:

- La estética,
- La higiene personal,
- La salud, ya que puede generar erupciones, forúnculos, intertrigo *(inflamación de la piel causada por la presencia de humedad, bacterias u hongos en sus pliegues)*, infecciones, dolor de espalda y dificultad para desplazarse.

PARA TENER EN CUENTA...

Con los procedimientos de modelación de contorno, los cirujanos plásticos pueden adaptar la forma de la piel al nuevo cuerpo y mejorar la apariencia.

Por eso, muchos obesos, luego del adelgazamiento producido por la cirugía bariátrica, quieren -o necesitan- realizarse una cirugía plástica para reconstruir el contorno de su cuerpo y remover el exceso de piel.

Los diferentes procedimientos cosméticos existentes dependen de la zona del cuerpo a modelar y, en ocasiones, se requieren varias operaciones para lograr los resultados deseados.

En líneas generales:

- Se realizan con anestesia total.
- La duración de las intervenciones es variable.
- Algunos procedimientos pueden realizarse en forma ambulatoria y otros requieren una estadía en el hospital que varía entre 1 y 3 días.

Tanto la estadía, como el tipo de procedimiento dependerán de cada paciente y de su estado de salud.

Los especialistas recomiendan que las cirugía plásticas o reparadoras sean realizadas una vez que el paciente haya dejado de perder peso, para que la piel sobrante no continúe en aumento, lo que suele ocurrir entre 1 y 2 años después de la intervención bariátrica.
La consulta previa con el cirujano plástico es clave para responder todas las dudas y acomodar las expectativas del paciente a la realidad del procedimiento.
Esto es importante especialmente para quienes tienen problemas de imagen corporal ya que, independientemente de los resultados, posiblemente experimenten una profunda insatisfacción con sus cuerpos.
Por último es importante destacar que la cirugía reparadora tampoco está libre de complicaciones, razón por la que resulta indispensable que el paciente se encuentre en un buen estado de salud al momento de someterse a ella.

••••
Es conveniente que los pacientes con trastornos en su imagen corporal consulten con un profesional o asistan a grupos de terapia o autoayuda antes de optar por una cirugía reconstructiva.
••••

capítulo 7

Capítulo 7

Palabras finales

Contenido:

- Palabras finales
- Testimonios fotográficos de pacientes intervenidos bariátricamente

capítulo 7

Palabras iniciales

● La importancia del medio ambiente

La cirugía bariátrica está dejando de ser una *rareza*. De hecho aumenta continuamente la conciencia y la demanda del paciente con obesidad mórbida de este tipo de tratamientos ya que constituyen *-hasta el momento-* la única alternativa con resultados eficaces que pueden sostenerse a largo plazo mejorando significativamente su calidad de vida.

Por esta razón, y con el objetivo de marcar bases certeras y universales que apunten al tratamiento adecuado de la obesidad severa, en los últimos años fueron creadas diversas **Sociedades de Cirugía Bariátrica** en todo el mundo que se agrupan en torno a la **Federación Internacional de la Cirugía de la Obesidad** (IFSO) *-cuyo órgano de mayor difusión de información científicamente confiable es la revista* Obesity Surgery-.

A pesar de esta creciente tendencia de formación y mayor concientización a nivel mundial, **indudablemente el problema de la obesidad no se resolverá con la cirugía bariátrica ni con el tratamiento** ya que se trata de una epidemia frente a la cual la sociedad toma verdadera conciencia en muy pocos casos, y si lo hace, la comprensión llega muy lentamente.

Tanto es así que, a la salida de este libro...

● **Nuestro Congreso sigue preguntándose si la obesidad es una enfermedad.**

● Tampoco se considera la prevención de esta afección, algo sumamente paradójico ya que se ha demostrado innumerables veces que **prevenir es mucho menos costoso que tratar la enfermedad y sus complicaciones asociadas.**

Esta profunda negación favorece el aumento sostenido de esta enfermedad en nuestro país y el mundo, tanto en adultos **-cerca del 50% de la población argentina padece sobrepeso u obesidad- como en niños -1 de cada 10 niños en el mundo padece obesidad-.**

En este contexto vuelvo a afirmar que *indudablemente el problema de la obesidad no se resolverá con la cirugía bariátrica ni con el tratamiento*, porque a diferencia de lo que comúnmente se cree, **la obesidad no es el resultado de una decisión personal** -el mero deseo de comer- o de la *falta de voluntad* para adelgazar.

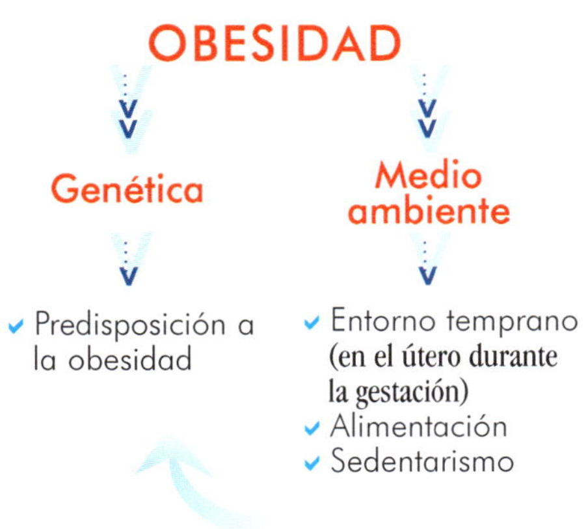
OBESIDAD
Genética
Medio ambiente
Predisposición a la obesidad
Entorno temprano (en el útero durante la gestación)
Alimentación
Sedentarismo

En efecto, en las últimas décadas se acumularon evidencias acerca de influencias genéticas, metabólicas e incluso ambientales en el desarrollo de esta enfermedad crónica.

Por otro lado, **los especialistas coincidimos en que el rápido crecimiento de esta epidemia sólo es explicable en la medida en que se vive en un entorno *tóxico* que predispone al desarrollo de la enfermedad.**

Entonces, **si el medio ambiente juega un rol decisivo en el aumento de la obesidad, cualquier medida de salud pública que no apunte a modificarlo se convierte en un mero paliativo, pues por cada tratamiento exitoso, por cada individuo que deja de ser obeso, miles más pasan a serlo debido al medio ambiente tóxico en que se desenvuelven.**

El esfuerzo para cambiar esta realidad es enorme y de ninguna manera puede ser visto como la sola responsabilidad de un sector.

Para ser efectivas las estrategias deben ser multisectoriales, involucrando la participación de las autoridades locales, la industria alimentaria, los medios de comunicación, las organizaciones no gubernamentales y los consumidores.

Por otro lado, un enfoque eficaz implica combatir y al mismo tiempo prevenir la obesidad, incluyendo la modificación de hábitos y conductas alimentarias y de actividad física, y creando un medioambiente en el que las opciones saludables sean más accesibles.

De acuerdo a la Organización Mundial de la Salud, más de 1000 millones de personas en todo el mundo padecen sobrepeso (22 millones son niños menores de 5 años) y unos 300 millones obesidad, cifras que, para algunos especialistas, incluso subestiman la magnitud del problema. Esto significa que, por primera vez en la historia de la humanidad, los casos de sobrepeso igualan o superan a los de la desnutrición.

CARACTERÍSTICAS DEL MEDIO AMBIENTE *TÓXICO*

- Mayor disponibilidad de alimentos con alto contenido de grasas, azúcares y de bajo aporte nutricional.
- Importante sedentarismo impulsado por trabajos de oficina que requieren poca actividad física, los medios de transporte, el aumento del consumo de TV, el uso de computadoras y otras tecnologías de ahorro de esfuerzo.
- Gran tamaño de las porciones (una sola porción puede alcanzar el 30-50 % de las calorías diarias totales requeridas).
- Elevada publicidad de alimentos que influye en las preferencias de productos con alto contenido en calorías y pobre en nutrientes en niños pequeños, muchos de los cuales no pueden discernir la naturaleza y propósito del mensaje publicitario.

El rol del paciente

En estas páginas nos esforzamos por mostrarle las razones por las que la cirugía bariátrica puede ser una alternativa saludable y segura, y los resultados muestran que -por el momento- es la mejor opción para quienes padecen obesidad severa.

Así lo comprueban los diferentes testimonios de personas que pasaron por la experiencia de una cirugía bariátrica y cuentan de qué modo les cambió la vida.

Sin embargo, y más allá de la imperiosa necesidad de que el Estado brinde cobertura médica para estos procedimientos, lo cierto es que **la cirugía bariátrica no reemplaza a los cambios de estilo de vida.**

Es decir, aunque se la considere un tratamiento efectivo para la pérdida de peso en personas con obesidad severa, más de un 20% de los pacientes recuperan parte del peso perdido.

¿Por qué? Según diversas investigaciones, la causa más significativa de recuperación del peso a largo plazo es, fundamentalmente, el abandono por parte del paciente de la educación terapéutica, factor indispensable dentro del marco de un seguimiento profesional que permite al paciente intervenido:

- Continuar el aprendizaje de hábitos y conductas esenciales para alcanzar la pérdida de peso estimada *(elección adecuada de los alimentos, manejo de las porciones o la importancia de la masticación, por ejemplo),*
- Informarse sobre los cambios que debe realizar,
- Mantenerse activo físicamente.

Tal vez, en un futuro, el tratamiento exitoso de esta enfermedad no esté en manos de la cirugía bariátrica *-para los casos severos de obesidad-* Pero sin dudas, mientras llega un tratamiento definitivo, ésta continuará siendo una herramienta fundamental para el manejo exitoso de esta enfermedad crónica.

A pesar de esto, sin un enfoque interdisciplinario, el correcto seguimiento y el compromiso y la participación activa del paciente respecto de los cambios que debe poner en práctica, cualquier procedimiento bariátrico estará destinado al fracaso.

Por eso es **indispensable desde el ámbito político y social apuntar a los contribuyentes ambientales de la obesidad,** y **desde el plano individual** reconocer que, sin el compromiso hacia cambios perdurables en los hábitos nocivos, **la cirugía bariátrica no es la respuesta *mágica* que permita erradicar una enfermedad crónica como lo es la obesidad.**

Dr. Alberto Cormillot

Según las estadísticas, entre el 10 y 15% de las personas intervenidas no alcanza su objetivo de pérdida de peso debido a la falta de cambio de sus hábitos después de la cirugía.

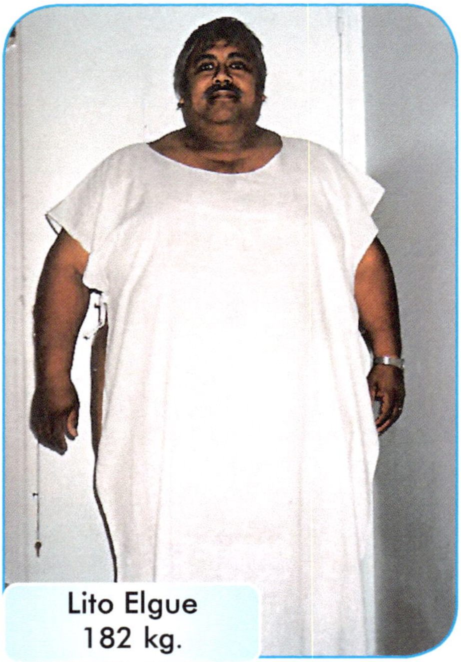

Lito Elgue
182 kg.

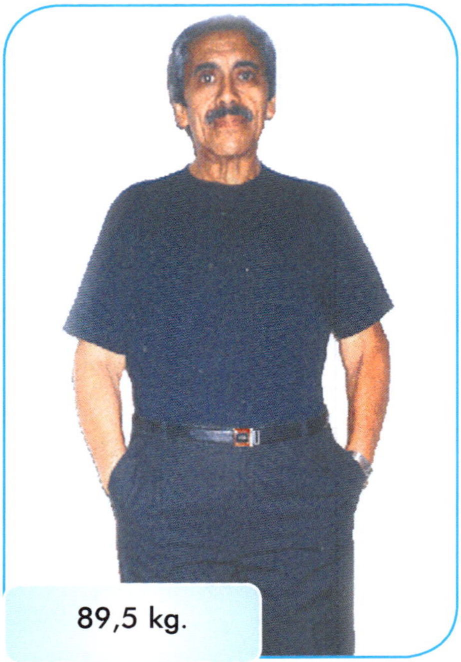

89,5 kg.

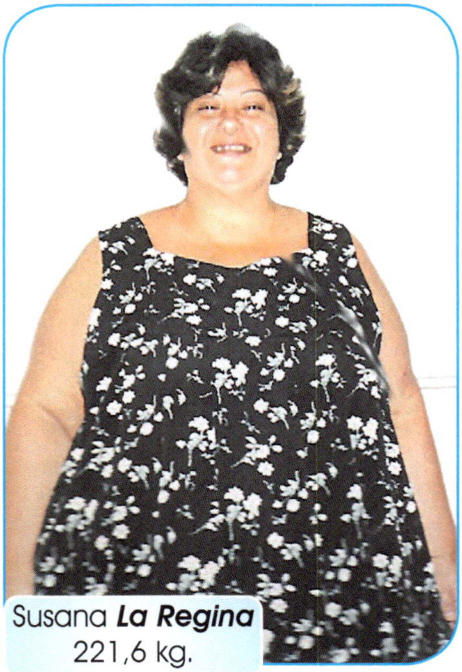

Susana ***La Regina***
221,6 kg.

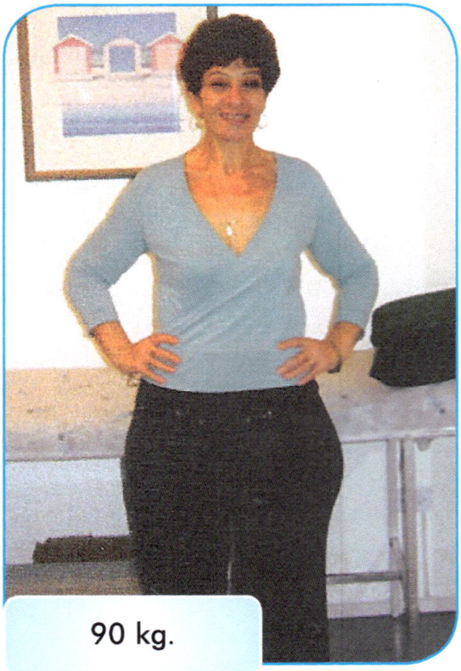

90 kg.

capítulo 7

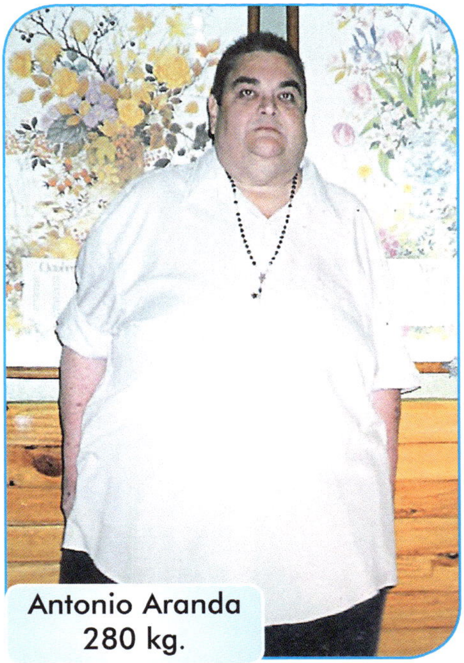
Antonio Aranda
280 kg.

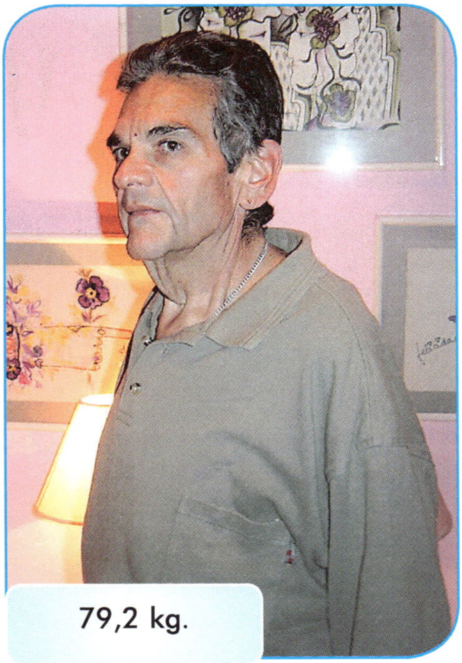
79,2 kg.

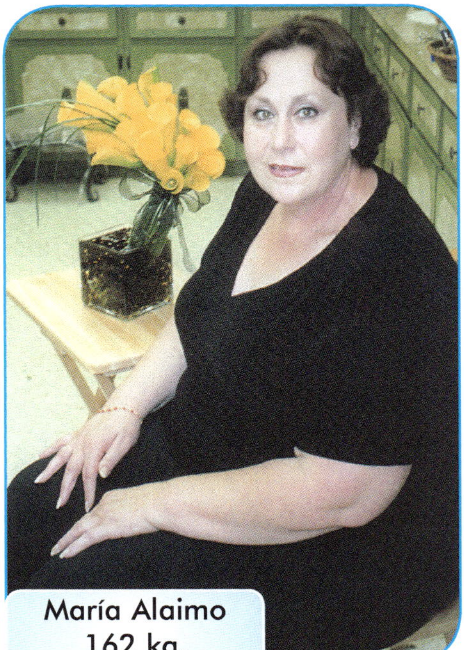
María Alaimo
162 kg.

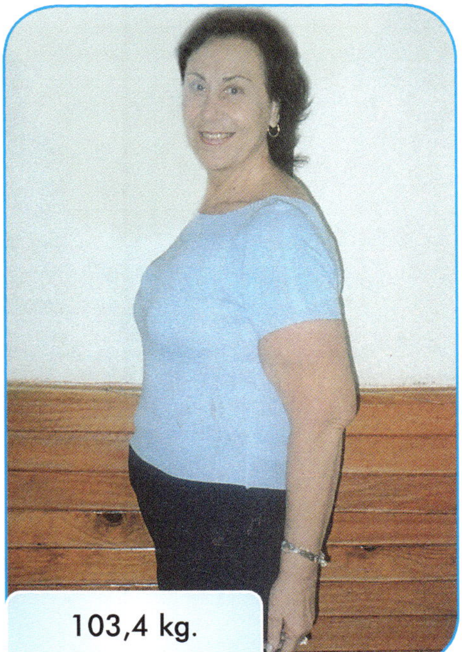
103,4 kg.

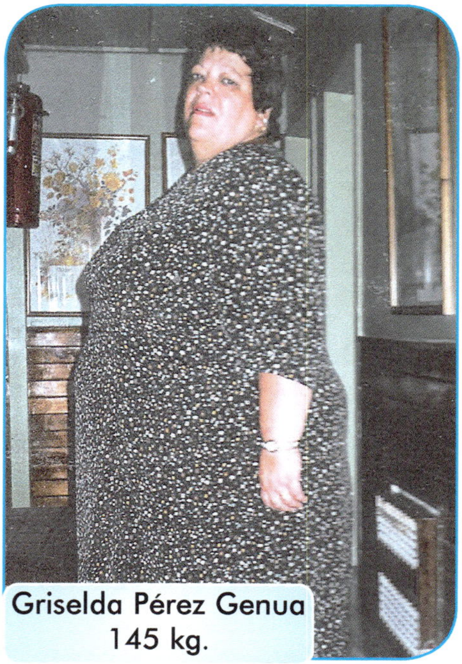

Griselda Pérez Genua
145 kg.

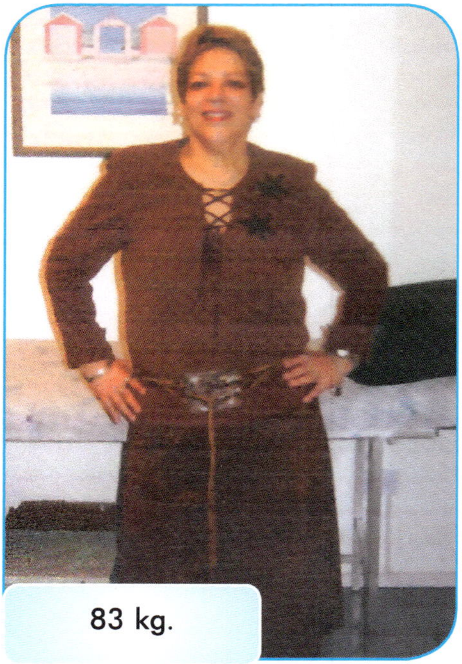

83 kg.

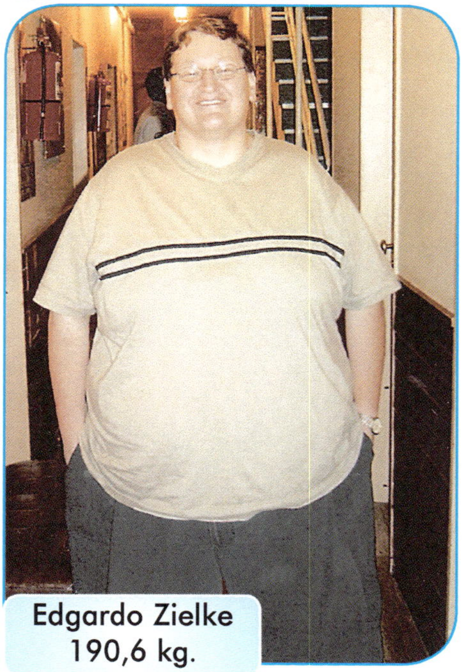

Edgardo Zielke
190,6 kg.

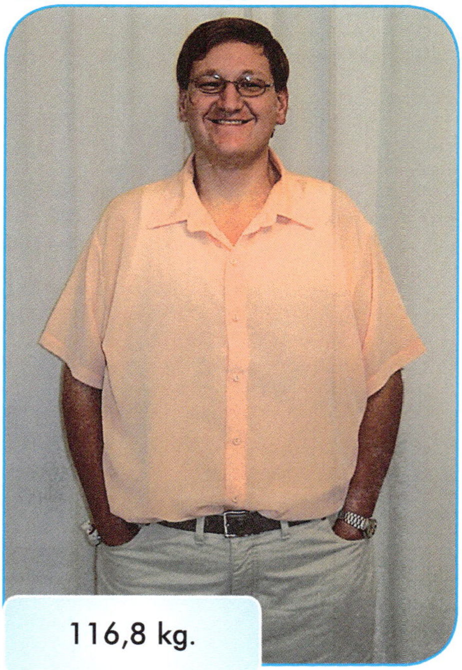

116,8 kg.

capítulo 7

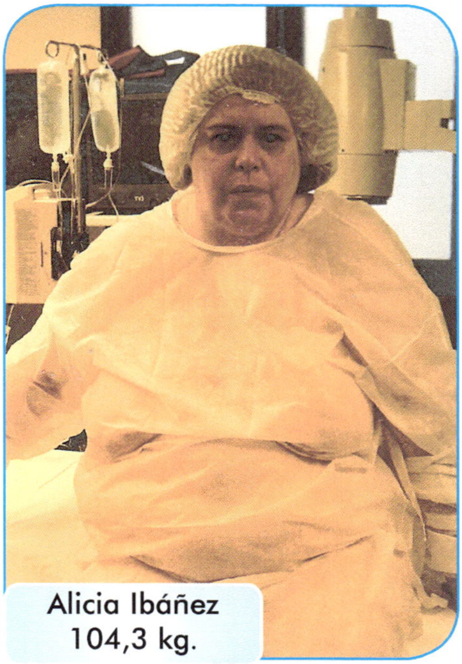

Alicia Ibáñez
104,3 kg.

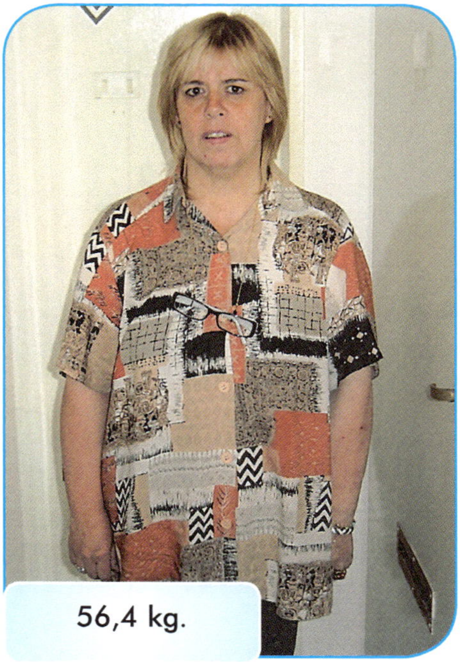

56,4 kg.

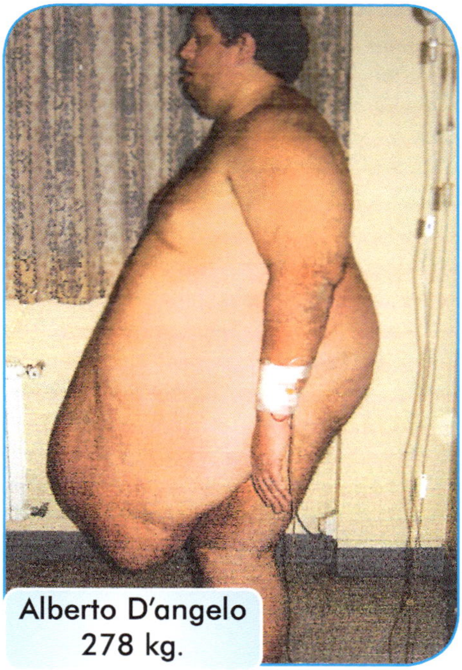

Alberto D'angelo
278 kg.

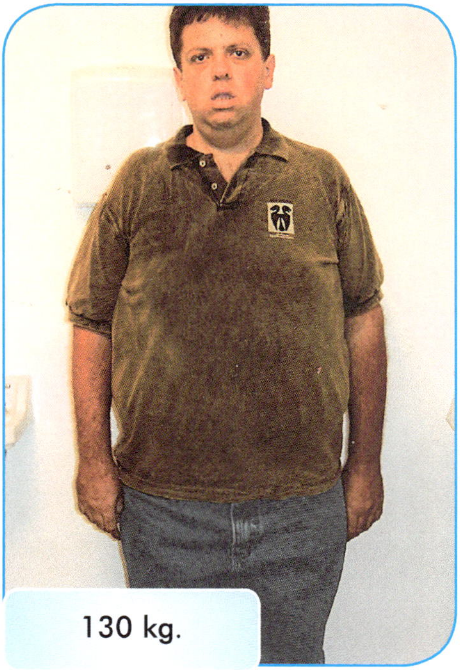

130 kg.

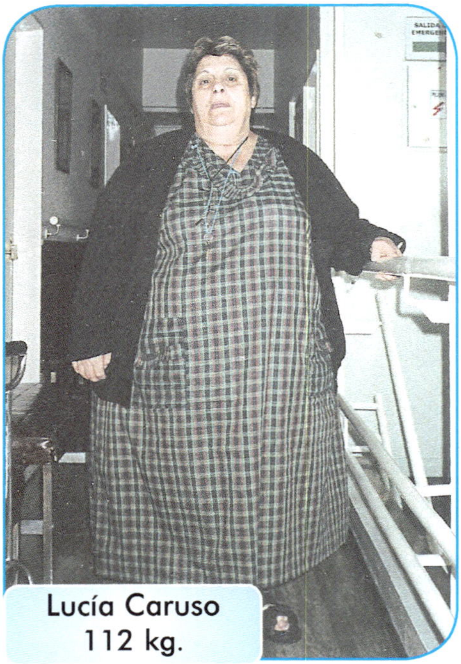

Lucía Caruso
112 kg.

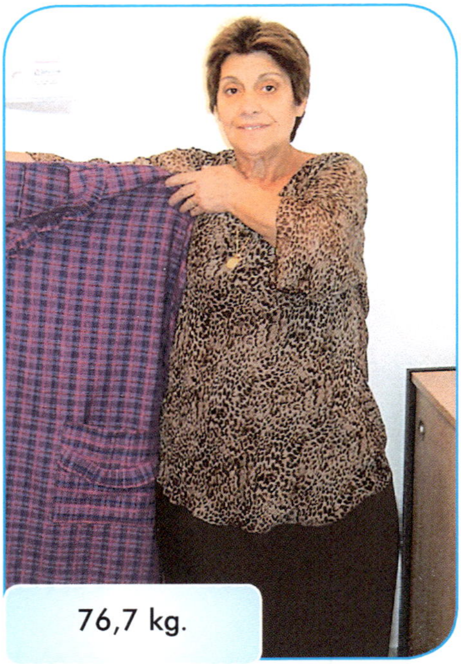

76,7 kg.

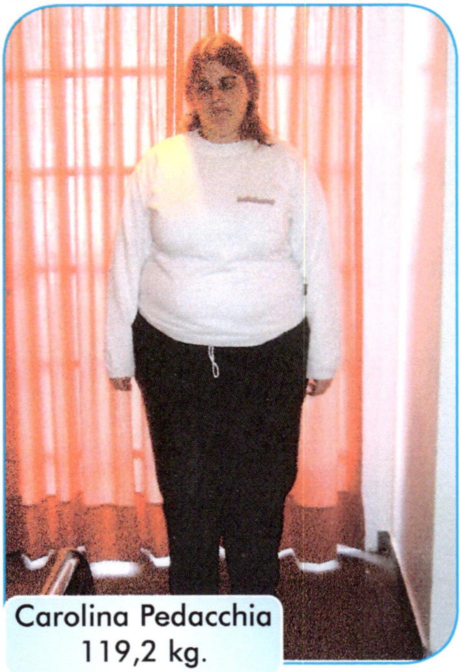

Carolina Pedacchia
119,2 kg.

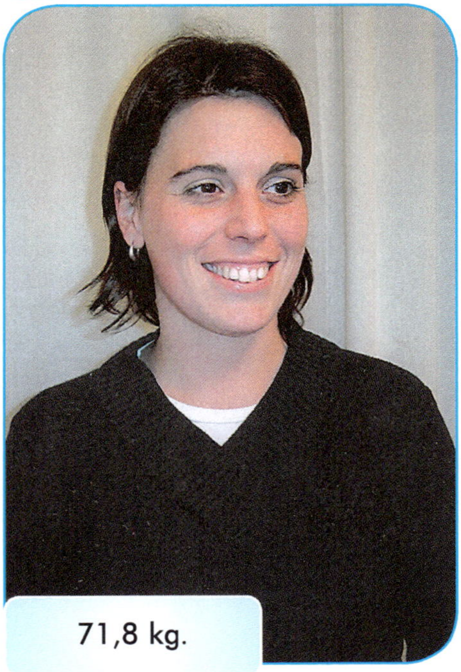

71,8 kg.

Apéndice

Contenido:

- Preguntas frecuentes
  - La decisión
  - La vida después de la internación
    - Alimentación
    - Peso
- Complicaciones de la obesidad
- Cuestionarios
- Síndrome de comedor nocturno
  - Apnea de sueño
  - ¿Qué sabe sobre cirugía bariátrica?
- Tablas
  - Peso ideal y peso posible
  - Índice de Masa Corporal -IMC-

La decisión

Por qué debo considerar un procedimiento bariátrico como una alternativa

Porque son métodos considerados efectivos para combatir la obesidad mórbida, una enfermedad que produce importantes riesgos para la salud y afecta gravemente la calidad de vida.

Quiénes son candidatos para un procedimiento bariátrico

En general, para ser considerado *candidato* para una **cirugía de la obesidad,** el paciente debe:

- Presentar un Índice de Masa Corporal -IMC- igual o superior a 40, o de 35 -si padece enfermedades relacionadas con la obesidad-.
- Para los **adolescentes** se tiene en cuenta un IMC mayor a 40 con comorbilidades serias o mayor a 50 con comorbilidades menos serias.
- Para el **balón intragástrico,** la persona debe presentar un IMC de 30 o superior.
- No haber logrado perder peso y mantener la pérdida por otros métodos.

Cuáles son los beneficios de la cirugía de la obesidad

Los resultados de la cirugía bariátrica se pueden medir según:

- La pérdida de peso.
- La solución o disminución de los problemas de salud vinculados con la obesidad: Por lo general, en los primeros 6 a 18 meses después de la operación, los pacientes pierden una cantidad significativa de peso -luego siguen bajando progresivamente-, lo que se traduce en beneficios para su salud dado que puede ayudar a curar, reducir o prevenir afecciones tales como...
- Hipertensión.
- Colesterol y otras grasas en sangre.
- Riesgo cardíaco y cerebrovascular.
- Apnea del sueño y otros problemas del sueño.
- Dolor articular.
- Reflujo gastroesofágico.
- Hinchazón de las piernas.
- Problemas de infertilidad.
- Aislamiento/depresión.
- Mayores aumentos de peso.
- Incontinencia urinaria.
- Problemas menstruales, entre otros.

La mejoría de la calidad de vida. Como resultado de la pérdida de peso y la mejoría del estado de salud, los pacientes recobran significativamente su vida psicosocial. Algunos cambios significativos en esta área son:

- Aumento de la expectativa de vida.
- Aumento de la agilidad y menor riesgo de caídas.
- Posibilidad de higienizarse solos.
- Menor fatiga, cansancio.
- Menor riesgo de depresión.
- Aumento de la autoestima.
- Mejoría en las relaciones personales, familiares y laborales.

Entre el 80 y 90% de los obesos diabéticos logran una recuperación total o una mejora significativa de la diabetes. Además, la pérdida de peso favorece cambios positivos en su condición física, imagen corporal y autoestima.

Cuánto duran las intervenciones

El promedio es de 60 a 150 minutos, excepto para el balón que dura entre 10 y 15 minutos.

Cuáles son reversibles y cuáles permanentes

- El balón intragástrico: Debe retirarse a los 6 meses de implantado. Tras un período variable (30 a 45 días) es posible colocar otro para continuar el tratamiento.
- La banda gástrica **es permanente, pero puede ser removida ante complicaciones o por decisión del paciente.**
- La gastroplastía vertical con banda **es permanente, pero puede ser revertida** desatando las grampas usadas para seccionar el estómago devolviéndole su tamaño normal.
- El bypass gástrico y la derivación biliopancreática **son permanentes y se consideran irreversibles.** Sin embargo, **en casos *extremos* a veces es posible revertirlas.**

Tienen riesgo los procedimientos bariátricos

Con más de cincuenta años de desarrollo, estos métodos evolucionaron transformándose en procedimientos seguros y efectivos.

Sin embargo, como en cualquier intervención quirúrgica importante, existen riesgos y complicaciones, y en el caso de los obesos mórbidos el riesgo es mayor si se lo compara con un enfermo de peso normal. De todos modos, a la hora de determinar si la cirugía bariátrica es una opción conveniente para el paciente, también se tiene en cuenta el riesgo que podría tener si no se realizara la intervención y se lo compara con los posibles beneficios de operarse.

A mayor exceso de peso y comorbilidades -especialmente respiratorias y cardíacas- mayor será el riesgo. Pero es alrededor de 6 veces menor para el grupo de personas que se someten a una cirugía bariátrica en comparación con quienes no reciben dicho tratamiento.

Cuál es la mejor opción para mí

La elección del procedimiento debe ser personalizada y discutida con el equipo bariátrico. Por lo general:

- A los pacientes con pocos problemas médicos y un mejor pronóstico se les recomiendan los procedimientos con menor riesgo operatorio y menor posibilidad de complicaciones (pero con menor pérdida de peso).
- A los pacientes con mayor cantidad de comorbilidades -enfermedades asociadas a la obesidad- y un mal pronóstico a largo plazo, se les suele realizar alguno de los procedimientos que implican un riesgo de complicaciones posiblemente mayor, pero que al mismo tiempo favorecen una

mayor pérdida de peso -indispensable para mejorar su estado de salud deteriorado-.

Cuál es el tiempo de internación

El tiempo de internación depende de:

- Cada paciente.
- El tipo de operación realizada.
- La presencia/ausencia de enfermedades concomitantes.

Sin embargo, como promedio, la estancia normal es de:

- 1/2 día para el balón intragástrico.
- 2 noches para la banda gástrica.
- 2 a 3 noches para la gastroplastía vertical.
- 3 a 5 noches para el bypass.
- 4 a 6 noches para la derivación biliopancreática.

La vida después de la intervención

Cuándo es posible volver a trabajar

Normalmente la reinserción laboral completa se consigue entre 20 y 30 días después de la intervención. Sin embargo, este tiempo también puede variar según...

- El paciente.
- El tipo de procedimiento al que fue sometido.
- El trabajo que realice, ya que deberá evitar cargar objetos pesados o hacer esfuerzos abdominales durante 6 a 7 semanas (cuando se realizó una cirugía laparoscópica) o entre 4 y 6 meses (en el caso de cirugías abiertas).

Se pueden practicar deportes u otras actividades físicas

Entre 7 y 30 días después de la operación, el paciente puede caminar y nadar. Para practicar deportes quizá deba esperar entre 2 y 6 meses después de la intervención, lo cual dependerá de su recuperación y del tipo de procedimiento realizado.

La actividad física no sólo es posible sino que es altamente recomendable para reforzar la pérdida de peso y asegurar un buen mantenimiento a largo plazo.

- Para mantener relaciones sexuales deberá esperar entre 15 y 20 días.
- Quien desee realizar deportes de contacto (boxeo o artes marciales, por ejemplo) deberá tener más precaución al comienzo -los primeros 6 meses posteriores a la intervención bariátrica-.

Las mujeres pueden quedar embarazadas tras la operación

Sí, aunque deberán esperar un período de por lo menos un año y medio desde el momento en que han sido intervenidas bariátricamente.

Cuál es el tratamiento a seguir después de una intervención

Después de ser intervenido bariátricamente, es indispensable:

- Asistir a consultas:
    - *Médica.
    - *Nutricional.
    - *Psicológica (si la necesita).
- Realizar exámenes médicos periódicos.

También es posible participar de grupos creados especialmente para pacientes con alguno de los procedimientos bariátricos.

Este seguimiento es indispensable para alcanzar el éxito, ya que según nuestra experiencia, muchas veces no se alcanza el descenso esperado no sólo porque el paciente consume alimentos ricos en calorías, sino porque abandona los controles y, por consiguiente, la educación terapéutica y alimentaria necesaria para mejorar su recuperación.

Alimentación

Cómo cambia la alimentación

En general, el orden es el siguiente:

- Inmediatamente después de la intervención únicamente líquidos -por un tiempo que varía según el procedimiento-.
- Luego alimentos blandos -como purés y papillas-.
- Progresivamente se agregan alimentos sólidos. Es posible que le lleve un tiempo tolerar la carne y es recomendable evitar al menos durante un tiempo los alimentos muy fibrosos.
- A medida que aumenta la tolerancia del estómago hacia los alimentos es posible aumentar la variedad hasta recuperar la capacidad de comer todos los alimentos, aunque lo hará en menor cantidad.

Por qué algunos pacientes operados pueden presentar vómitos

Las causas pueden ser:

- Comer alimentos sólidos sin masticar bien.
- Sobrepasar la capacidad del nuevo estómago.
- Ingerir alimentos dulces en exceso -lo que puede favorecer el síndrome de Dumping-.

Con el tiempo, los pacientes aprenden a regular la ingesta y el cuerpo se adapta progresivamente a su nueva configuración y, en consecuencia, los vómitos ceden.

Sin embargo, si se presentan vómitos frecuentes existe la posibilidad de que, por alguna razón, el diámetro del estoma esté disminuido. En algunos casos puede ser que se agrande solo pero en otros será necesario dilatarlo endoscópicamente*.

ESTOMA: Pasaje angosto que conecta la pequeña bolsa gástrica superior -nuevo estómago- con el resto del estómago (bolsa gástrica inferior) a través del cual los alimentos pasan al resto del sistema digestivo.

Cuándo se necesitan suplementos

- Los pacientes de bypass gástrico y derivación biliopancreática, muy probablemente necesiten tomar suplementos de vitaminas y minerales durante un tiempo prolongado -incluso de por vida- dado que estos procedimientos producen una malabsorción de nutrientes.
- Los pacientes de balón intragástrico, banda gástrica y gastroplastía vertical, en cambio, no requieren el uso de suplementos debido a que dichos procedimientos dejan intacto el aparato digestivo y, por ende, no producen déficit de nutrientes. Sin embargo, pueden ser necesarios en la fase de descenso rápido.

*El endoscopio es un instrumento que permite ver cavidades del cuerpo y, al mismo tiempo, ejecutar maniobras tales como la dilatación, en este caso.

Existe una forma práctica de tomar los suplementos

Sí. Existen preparados comerciales que reúnen en una sola medicación todos los nutrientes necesarios -hierro, calcio y vitaminas- para evitar el déficit y las posibles complicaciones asociadas a la mala absorción. Es posible ingerirlos durante el día en forma de comprimidos masticables, los cuales además de ser prácticos tienen una mejor tolerancia gástrica.

Peso

La cirugía resuelve los problemas de peso para siempre

En parte. Si una cirugía es exitosa, permite bajar una importante cantidad de kilos y mantener la pérdida a largo plazo. Pero para alcanzar dicho objetivo es indispensable la motivación y adhesión del paciente a hábitos de alimentación y de actividad física saludables de por vida.

En cuánto tiempo se ven los resultados

Aunque los resultados dependen de cada paciente, pueden verse desde el principio. Por lo general, la mayor pérdida de peso se produce dentro de los primeros 12 a 18 meses posteriores a la cirugía. Pasado ese período, es posible seguir bajando, pero en forma más lenta.

Se recupera el peso perdido

Muchos pacientes logran perder entre 40 y 50 kg durante el primer año, pero también es posible que se recupere parte del peso perdido, especialmente cuando el paciente no se adhiere a las recomendaciones del equipo bariátrico o no da continuidad al seguimiento profesional.

Testimonio

C.M., 53 años, bypass gástrico

Desde que me operé hace un año y medio, bajé 110 kilos. En los últimos 5 meses, sin embargo, subí 5 kilos. Como vivo lejos de la Clínica no estuve yendo últimamente al seguimiento, y tampoco estuve haciendo los deberes. *En casa cocino yo, y lo que preparo no es precisamente dietético. Yo como lo que le preparo a mis hijos, aunque mucho menos que antes. Si hago una pizza, como 2 porciones y el resto se lo comen mis hijos: ¡antes era al revés! Pero sé que aunque coma menos, la pizza no es la mejor elección.*

A veces, por lo general los fines de semana, me siento un poco ansioso o nervioso y como chocolate y me tomo un whiskicito, *o por las tardes me tomo un vasito de un aperitivo con papas fritas, y siento que eso me calma. Claro que después veo la balanza y me desespero...*

••••

De qué depende lo que se baja

La pérdida de peso después de la operación varía según diversos factores tales como:

- La edad del paciente.
- Su peso inicial.
- La pérdida de peso previa a la cirugía.
- Su capacidad para hacer actividad física.
- El tipo de intervención realizada.

Cuáles pueden ser las causas para no bajar de peso después de una intervención bariátrica

Las cirugías de la obesidad favorecen importantes pérdidas de peso en un período relativamente corto. Luego, el énfasis debe estar puesto en mantener el nuevo peso, y aunque es posible que el paciente recupere una parte del peso perdido, no suele hacerlo a los niveles previos a la cirugía.

- Causas comunes a todos los procedimientos:

En algunos casos, la pérdida de peso se detiene porque el paciente:

- Cree -erróneamente- que la cirugía resolverá por sí misma el problema de la obesidad.
- Tiene dificultades para cumplir las indicaciones médicas.
- No logra incorporar nuevos hábitos saludables.
- Abandona la actividad física -o directamente no la practica-.
- Tiene problemas emocionales previos a la cirugía aún no resueltos que lo llevan a comer más de lo debido, haciendo necesaria la ayuda de un profesional de salud mental (como sucede en algunos estados depresivos, por ejemplo).
- Toma ciertos medicamentos (como algunos antidepresivos, fármacos para la hipertensión o el control de la diabetes -ver Tabla-) que pueden enlentecer la pérdida de peso. En estos casos, es probable que el médico los reemplace por otros fármacos alternativos que le permitan continuar el tratamiento de las afecciones sin efectos secundarios sobre el peso -ver Tabla-.

- En los procedimientos restrictivos:
- Por complicaciones propias de la intervención que afectan la restricción de los alimentos (como el ensanchamiento del estómago o del estoma o el desplazamiento de la banda gástrica, entre otros). En estos casos la capacidad para recibir alimentos aumenta, incrementando en consecuencia la ingesta. Pueden ser corregidos a través de nuevas intervenciones o aumentando la tensión de los dispositivos (como en la banda gástrica ajustable, por ejemplo).
- Por la ingesta de alimentos de baja densidad y alto contenido calórico (algo que no se ve afectado por el mecanismo restrictivo).

Medicamentos que pueden provocar aumento de peso o retrasar el adelgazamiento

Clase	Ejemplos
Antihipertensivos	Bloqueantes: Atenolol Antagonistas del calcio: Amlodopina
Corticoesteroides	Prednisolona Dexametasona
Antipsicóticos	Clorpromacina Risperidona Olanzapina Clozapina Litio
Antidepresivos	Citalopram Mirtazapina
Anticonvulsivantes	Valproato sódico Fenitoína Gabapentina
Insulina	Todas las fórmulas
Esteroides sexuales	Acetato de Medroxiprogesterona Progesterona
Hipoglucemiantes	Glicazida Repaglinida Rosiglitazona Pioglitazona
Antimigrañosos	Pizotifeno

- En los procedimientos mixtos:
- Por la formación de una *conexión anormal* entre la bolsa gástrica y el estómago *salteado*. Aunque muy poco común, esta conexión hace que muchos pacientes sientan que pueden comer *lo que quieran*.
- Por la desaparición del Síndrome de Dumping, que ocurre cuando el cuerpo se acostumbra al *nuevo* sistema digestivo.

Si bien todos los pacientes de una intervención bariátrica deben recibir educación terapéutica, y se les debe explicar la importancia de su propio compromiso para obtener resultados satisfactorios, no todos realizan un buen seguimiento.

Por lo general, esta falta de adhesión a las recomendaciones conduce a la recuperación del peso o a la aparición de posibles complicaciones como un déficit de vitaminas y minerales.

Es posible perder *demasiado* peso

Como en la derivación biliopancreática la bolsa gástrica -el nuevo estómago- es de mayor tamaño que en el resto de las intervenciones y tiende, además, a ensancharse con el tiempo, la restricción se vuelve mínima y los pacientes pueden comer casi normalmente. Sin embargo, como la longitud del intestino es muy reducida -lo mismo que en el bypass distal-, las grasas no se absorben y el paciente podría no aumentar de peso a pesar de continuar comiendo alimentos altamente calóricos.

Si bien esto puede ser una ventaja para quienes tienen dificultades para adaptarse a las nuevas porciones, también puede resultar engañoso y hacer más difícil el cambio hacia una dieta más saludable; es decir, aquella que asegure la absorción de nutrientes que el cuerpo necesita para mantenerse sano, más aún teniendo presente que este tipo de procedimiento favorece un déficit de nutrientes.

Si esta situación se mantiene, el paciente podría continuar bajando de peso más allá de lo previsto, lo que podría llegar a ser peligroso. Esta es otra buena razón para cumplir con los controles de rutina y seguimiento.

Testimonio

Cristian P., 45 años, derivación biliopancreática*.

Parece mentira pero no quise saber mucho sobre la operación, ni los riesgos que había. Lo único que quería era que me operaran, bajar de peso y llevar una vida normal lo antes posible. En ese momento pesaba 174 kilos. La operación salió bien, sin complicaciones, salvo un poco de dolor durante el período post-operatorio. Una vez que me dieron de alta, volví a comer como antes. Los médicos no me dieron ninguna indicación sobre la dieta y yo no pregunté demasiado: no soy precisamente un paciente modelo. *Pensé que podía comer cualquier cosa y que no iba a volver a engordar, así que me parecía una situación ideal.*

Al poco tiempo de la operación, mi dieta seguía siendo esencialmente la misma: hamburguesas, papas fritas, milanesas, huevos fritos. Lo mismo pero en menor cantidad. Al principio me sentía lleno *rápidamente pero con el tiempo empecé a comer más, aunque sin llegar a lo que comía cuando pesaba casi 200 kilos. La pérdida de peso fue extraordinaria: bajé cerca de 80 kilos en 11 meses y me sentía bien, con fuerza, con ganas, feliz de no ser más gordo.*

No volví a ver a los médicos por dos años más o menos. Seguía bajando de peso y había comenzado a sentirme mal: decaído, sin ganas, me costaba salir a caminar, tener relaciones sexuales, todo. Yo nunca había sido así, ni siquiera cuando era gordo. *Otro problema que tuve fue una infección seria en la piel que me tenía bastante mal. Llegué a pesar 72 kilos. Comencé a sentir mareos, y otros síntomas, y se agravó la sensación de frustración y el cansancio. Estaba muy desanimado. Hace tres meses decidí buscar otro tratamiento y comencé a concurrir a la clínica, donde todavía estoy en el proceso de recuperar las vitaminas y minerales que perdí en todo ese tiempo. También subí unos cinco kilos, porque estaba muy flaco. El peso en el que yo estaba cómodo* era entre 90 y 95 kilos, así que de a poco lo voy recuperando. Ahora me siento mucho mejor, con más ganas, con más confianza, también mejoró mucho el problema de la piel.

Recién ahora estoy descubriendo lo que me *hace mal* y lo que me *hace bien*. Por ejemplo: muchas frutas me causan diarrea, pero otras (como la banana) me caen pesadas. La fibra me cuesta digerirla pero tengo que comer papa y batata. El problema es que sigo *pensando como gordo*. Ahora tengo que comer más *light*. Si como comida con grasa no la digiero y no le deja nada a mi cuerpo: en seguida me produce una diarrea bastante seria. En cambio, si como más sano, me siento mejor. Pero el cambio todavía me cuesta. Muchas veces me tiento con comidas más sabrosas o me resulta más cómodo comer afuera, y... entre pedir un churrasquito con ensalada y una milanesa con papas fritas, no siempre elijo lo que más me conviene.

***Paciente no operado por nuestro equipo profesional**

Complicaciones de la obesidad

Problemas de salud que aparecen o se agravan como consecuencia del exceso de peso y afectan significativamente la calidad de vida.

MÁS COMUNES	MENOS COMUNES
Cardiovasculares	
Dilatación auricular izquierda Hipertrofia ventricular izquierda Hipertensión arterial Angina de pecho Ateroesclerosis Infarto de miocardio Insuficiencia cardíaca Exceso de grasa epicárdica	Arritmias -fibrilación auricular- Muerte súbita de origen cardíaco Accidente cerebrovascular
Venosas	
Edema Síndrome varicoso	Insuficiencia linfática -linfedema-
Respiratorias	
Disnea Insuficiencia respiratoria Deterioro de las defensas que facilita las infecciones Apnea del sueño Somnolencia diurna	Síndrome de Pickwick -disminución de la ventilación y apneas nocturnas- Policitemia secundaria -aumento de glóbulos rojos- Embolismo pulmonar
Nefrológicas / Urológicas	
Hombre: Pene de apariencia pequeña **Mujer:** Incontinencia urinaria	Proteinuria/Microalbuminuria (proteínas en la orina) Nefrosis Litiasis por ácido úrico
Digestivas	
Dispepsia Reflujo gastroesofágico Litiasis vesicular Hígado graso no alcohólico	Hernia de hiato Pólipos colorrectales

MÁS COMUNES	MENOS COMUNES
Osteoarticulares	
Artrosis: De columna De cadera De rodilla Lumbalgia Agravación de problemas posturales Disminución de la flexibilidad	Hernia de disco Espolón calcáneo Síndrome del túnel carpiano **Niños y Adolescentes:** Necrosis de cabeza de fémur Enfermedad de Blount -desviación hacia afuera de las rodillas, que quedan como dos paréntesis "( )"-
Cáncer	
	Mujer: Mama (post menopausia) Endometrio Cuello de útero Ovario Vesícula y vías biliares **Hombre:** Próstata/Colorectal Vesícula biliar
Órganos de los sentidos	
	Cataratas Degeneración macular (pérdida indolora de la visión central)
Piel y celular subcutáneo	
Intertrigo (infección en los pliegues de la piel) Hongos Estrías Callos plantales	Erisipela (infección de la piel causada por estreptococos) Acantosis Nigricans (manchas negras en el cuello, axilas, codos, relacionadas con la resistencia a la insulina) Hirsutismo (aumento de vello) Papilomas múltiples (múltiples verrugas en pliegues) Lipomatosis corporales dolorosas (nódulos subcutáneos blandos y móviles) Lipomastia (mamas en el hombre)

MÁS COMUNES	MENOS COMUNES
Pared abdominal	
Hernias umbilicales Hernias inguinales Eventraciones Abdomen *delantal*	
Metabólicas	
Resistencia a la insulina Diabetes Gota Dislipemia -desorden de los lípidos (grasas) sanguíneos- Síndrome metabólico	Alteración del metabolismo de fármacos que lleva a un aumento del volumen de distribución con la consiguiente disminución de su acción (benzodizepinas, difenilhidantoína, verapamil, lidocaína, minoglucósidos, vancomicina, prednisolona y heparina).
Embarazo	
Dolores de espalda Hipertensión Trabajo de parto prolongado	Dificultad para detectar embarazo ▸ Dificultad para detectar trastornos fetales por ecografía ▸ Inducciones de parto Anestesia dificultosa Complicación de heridas quirúrgicas ▸ Cesáreas y sus complicaciones ▸ Riesgos posoperatorios Parto prematuro ▸ Duración del parto Partos traumáticos Trombo embolismo Anemia y muerte fetal Macrosomías fetales -fetos más grandes- (*) Distrés fetal (*) Toxemia Menor tolerancia a la glucosa Diabetes gestacional Infecciones urinarias Tromboflebitis Pre-eclampsia y eclampsia -presión arterial elevada, proteínas en la orina y hasta convulsiones- Dislipemia Posibles efectos sobre el bebé: labio leporino, espina bífida, trauma de cabeza, fractura de clavícula, hemorragia después del parto, mortalidad perinatal aumentada *Debido a esto se realizan más cesáreas.

MÁS COMUNES	MENOS COMUNES
Psicológicas	
Depresión Ansiedad Trastornos de la conducta alimentaria (atracón, atracón nocturno) Disfunciones sexuales: Trastorno sexual Deseo sexual disminuido Baja autoestima	Alteraciones del esquema corporal Aversión al sexo inducido por sustancias (anfetaminas y derivados, sedantes, ansiolíticos, antihipertensivos, antidepresivos, IRSS)
Neurológicas	
Migrañas Jaquecas	Hipertensión endocraneana (pseudotumor cerebral) Accidente cerebrovascular -ACV-

ENDOCRINAS	
Generales	
Aumento de cortisol (hipercortisolismo funcional) Alteración del funcionamiento de hormonas reproductivas Hiperinsulinemia Resistencia a la insulina (sensibilidad disminuida a la insulina) Intolerancia a la glucosa Diabetes	
Mujer	
Alteración de ciclos menstruales (amenorrea/dismenorrea) Hirsutismo Ovario poliquístico Hiperandrogenemia -aumento de andrógenos- Hiperestrogenemia -aumento de estrógenos- Disminución de la fertilidad Menopausia tardía	
Hombre	**Niñas/os**
Disminución de la testosterona circulante Ginecomastia -desarrollo exagerado de las mamas-	Menarca prematura Edad ósea avanzada

CIRUGÍA

Prolongación en la recuperación post quirúrgica
Aumento del riesgo anestésico
Mayor incidencia de atelectasias, neumonía, tromboembolismo de pulmón y trombosis venosa de las piernas
Dificultad en la cicatrización
Mayor frecuencia de infecciones
Problemas técnicos por dificultad en el acceso quirúrgico
Incremento en la ruptura de suturas
Eventración

ASISTENCIA MÉDICA

Rechazo / Mala atención
No diagnóstico o mal diagnóstico por la obesidad
Abuso de hormonas tiroideas, laxantes, diuréticos, anfetaminas, psicofármacos

Otras complicaciones:

MÁS COMUNES	MENOS COMUNES
Sociales	
Aislamiento Problemas de relación Discriminación Exclusión de ciertas ocupaciones Dificultad para obtener buenos trabajos Vestimenta limitada Acceso limitado a asientos y pasillos Alta tasa de deserción escolar	**Mujeres:** Fobia social
Económicas	
Aumento del costo por: Vestimenta especial Modalidades ineficaces de reducción de peso Tratamiento de diversas enfermedades debidas a la obesidad Consumo extra de alimentos **Mujeres:** Menores sueldos que los hombres y que otras mujeres de menor peso	
Calidad de Vida	
Agilidad disminuida y más caídas Accidentes de tráfico Imposibilidad para higienizarse solos Fatiga, cansancio ▸ Riesgo de muerte prematura	

Cuestionarios

Síndrome de comedor nocturno

A continuación encontrará una serie de situaciones. Elija sólo una respuesta que lo represente en cada una de ellas. Luego sume el puntaje obtenido y lea los resultados.

>>1. **¿Cuánto apetito tiene durante la mañana?**
0-Mucho
1-Moderado
2-Poco
3-Muy poco
4-Nada

>>2. **¿A qué hora realiza la primera ingesta?**
0-Antes de las 9:00 hs.
1-De 9:01 hs. a 12 hs.
2-De 12:01 hs. a 15 hs.
3-De 15:01 hs. a 18 hs.
4-De 18:01 hs. en adelante

>>3. **¿Tiene mucho apetito o urgencia de comer algo después de la cena y antes de irse a dormir?**
0-Para nada
1-Un poco
2-Algo
3-Bastante
4-Extremadamente

>>4. **¿Qué control tiene frente al deseo de comer entre la cena y la hora de irse a dormir?**
0- Completo
1- Bastante
2- Algo
3- Un poco
4- Ninguno

>>5. **¿Qué porcentaje de su ingesta diaria de comida consume después de la cena?**
0-0 % (nada)
1-1 al 25 %
2-25 al 50 %
3-51 al 75 %
4-76 al 100 %

>>6. **¿Se siente triste o deprimido?**
0-Para nada
1-Un poco
2-Algo
3-Bastante
4-Extremadamente

5 Signos del síndrome de *comedor nocturno*

1. No sentir apetito durante la mañana y no comer nada -o hacerlo en muy pocas cantidades- hasta la hora del almuerzo o más tarde.
2. Sobrealimentarse a la tarde. A partir del atardecer aumenta la sensación de apetito y la ingesta de alimentos.
3. Dificultad para dormirse acompañada por la necesidad de comer algo antes de acostarse para conciliar el sueño más rápidamente.
4. Levantarse al menos una vez durante la noche para comer como si fuera indispensable para volverse a dormir.
5. Estar deprimido o estresado. Como consecuencia de la dificultad para conciliar el sueño y una alimentación desordenada, muchos de los pacientes con *síndrome de comedor nocturno* aumentan su riesgo de padecer depresión o estrés.

>>7. **Cuando se siente triste, esto sucede con mayor frecuencia:**
0-Al principio de la mañana
1-Al final de la mañana
2-Al mediodía
3-Al principio de la tarde
4-Al finalizar la tarde o a la noche

>>8. **¿Cuán a menudo tiene dificultades para dormir?**
0-Nunca
1-A veces
2-La mitad de las veces
3-Usualmente
4-Siempre

>>9. **Aparte de levantarse para ir al baño, ¿cuántas veces se levanta durante la noche?**
0*-Nunca
1-Menos de una vez por semana
2-Una vez por semana
3-Más de una vez por semana
4-Todas las noches

***Si respondió cero (0) en esta pregunta, por favor deténgase aquí, sume su puntaje y lea el resultado.**

>>10. **Usted tiene apetito o urgencia de comer cuando se levanta a la noche:**
0-Nunca
1-Un poco
2-Algo
3-Bastante
4-Extremadamente

>>11. **¿Necesita comer para volver a dormir?**
0-Nunca
1-Un poco
2-Algo
3-Bastante
4-Extremadamente

>>12. **Cuando se levanta en el medio de la noche, ¿cuán a menudo realiza una ingesta?**
0*-Nunca
1-A veces
2-La mitad de las veces
3-Usualmente
4-Siempre

***Si contestó cero (0) en esta pregunta por favor deténgase aquí, sume su puntaje y lea el resultado.**

>>13. **Cuando se levanta a comer, ¿es consciente de lo que hace?**
0-Nunca
1-Un poco
2-Algo
3-Bastante
4-Completamente

>>14. **¿Qué control posee sobre lo que come durante la noche?**
0-Completo
1-Bastante
2-Poco
3-Muy poco
4-Ninguno

RESULTADO:

Si su puntaje es superior a 30, probablemente sufra del *síndrome de comedor nocturno.* Es conveniente que consulte con su médico para iniciar el tratamiento adecuado.

IMPORTANTE

No todos los comedores nocturnos presentan todos los síntomas de esta enfermedad.
Por ejemplo, algunos no se levantan de noche a comer pero lo hacen después de la cena y antes de irse a dormir.

Apnea de sueño

Escala de somnolencia Epworth

¿Con qué frecuencia se queda dormido en las siguientes situaciones? Utilice la escala para responder, eligiendo la cifra adecuada según corresponda a su experiencia:

0 = Nunca se ha dormido
1 = Escasa posibilidad de dormirse
2 = Moderada posibilidad de dormirse
3 = Elevada posibilidad de dormirse

Situación	Puntuación
Sentado y leyendo	
Viendo televisión	
Sentado en un espectáculo (teatro, cine)	
En automóvil como copiloto en un viaje de una hora	
Recostado a media tarde	
Sentado y conversando con alguien	
Sentado después de una comida (sin tomar alcohol)	
Conduciendo su automóvil cuando se detiene unos minutos debido al tráfico	

RESULTADO:
La puntuación máxima es de 24 puntos.
Si obtiene un puntaje mayor a 10, es altamente probable que sea un roncador intenso. Si tiene exceso de peso, consulte con su médico porque su riesgo de padecer apnea de sueño es elevado.

¿Cuánto mide su cuello?

Para determinar si su medida es *saludable*, tómela con un centímetro en forma ajustada pero sin presionar. Anote la medida y sume...

- 4 cm si es hipertenso
- 3 cm si...

*Es roncador habitual o tiene ahogos durante la noche
*Es fumador

Si el resultado es:

- Menor a 43 cm: Su probabilidad de apnea es baja.
- Entre 43 y 48 cm: Su probabilidad es intermedia (4 a 8 veces más riesgo que el nivel anterior).
- Más de 48 cm: **PROBABILIDAD ALTA** de apnea (20 veces más).

En los dos últimos casos lo más conveniente es consultar con su médico y realizar un diagnóstico preciso.

De qué se trata

La apnea es la interrupción de la respiración o la falta de entrada/salida de aire de los pulmones durante el sueño.
Frecuente en adultos y personas mayores, esta afección suele presentarse especialmente en obesos, y su prevalencia aumenta considerablemente cuando se padece, además, hipertensión arterial (un promedio del 30% de hipertensos sufre de apnea).
El exceso de peso, en especial la obesidad abdominal y la del cuello, aumentan la dificultad del paso del aire.
Afecta en mayor proporción a la población masculina -aunque un 2% de las mujeres también sufre esta condición- y se relaciona con la presencia de...

- Arritmia cardíaca
- Sueño Fragmentado

4 Señales de apnea

- Ronquidos intensos.
- Somnolencia diurna incontrolable.
- Presencia de pausas respiratorias (pregunte a su pareja o familiar ya que no son percibidas por uno mismo).
- Obesidad con perímetro de cuello mayor a 40 cm.

¿Qué sabe sobre cirugía bariátrica?

Esta auto-evaluación le permitirá saber si comprendió algunas informaciones brindadas sobre los distintos procedimientos, aunque no reemplaza el consentimiento informado.
Para cada enunciado marque la respuesta correcta según sea para Ud. Verdadero (V) o Falso (F). Luego, lea los resultados. En caso de haber obtenido respuestas incorrectas, encontrará el detalle de las páginas donde se encuentran las áreas que le conviene profundizar antes de tomar la decisión de operarse.

	V	F
1. Tras realizar una gastroplastía vertical con banda, las líneas de sutura nunca se rompen ni permiten el filtrado de líquidos que pudieran ocasionar una infección.		
2. A veces se producen coágulos en las piernas de los pacientes de cirugía bariátrica. Éstos pueden liberarse y desplazarse hacia los pulmones, causando falta de aire y tos.		
3. Inmediatamente después de la cirugía, el paciente es capaz de comer cualquier cosa que desee siempre que lo haga en poca cantidad.		
4. Tras la cirugía, los pacientes tienen garantizado un gran descenso de peso que mantendrán de por vida.		
5. Los dolores en rodillas, diabetes, hipertensión y otros problemas de salud suelen mejorar luego de lograr un descenso de peso.		
6. Es posible que necesite cuidado intensivo en el hospital, a corto o largo plazo, después de una cirugía.		
7. En ocasiones puede ser necesaria una nueva intervención debido a sangrados, bloqueo del estómago o intestinal, o eventraciones.		
8. Tras el bypass gástrico, aumenta el riesgo de síndrome de Dumping.		
9. Algunos procedimientos (como el bypass gástrico y en mayor medida la derivación biliopancreática) hacen necesario tomar suplementos de vitaminas y minerales para siempre.		
10. Las cirugías bariátricas tienen más desventajas que ventajas.		

1. **Falso.** Ver *Fístulas*, pág. 95
2. **Verdadero.** Ver *Tromboembolismo pulmonar*, pág. 94
3. **Falso.** Ver *La dieta después de la cirugía*, pág. 125
4. **Falso.** Ver *Pérdida de peso*, pág. 24; *Criterios para la selección de pacientes* -Recuadro: Para tener en cuenta-, pág. 45; *Uno a uno, los procedimientos*, pág. 61; *Preguntas frecuentes*, pág. 161.
5. **Verdadero.** Ver *Mejoría o cura de enfermedades*, pág. 40
6. **Verdadero.** Ver *Tiempo de Internación y convalecencia*, pág. 123
7. **Verdadero.** Ver *Complicaciones tardías*, pág 95
8. **Verdadero.** Ver *Síndrome de Dumping*, pág 99
9. **Verdadero.** Ver *Déficit de vitaminas y minerales*, pág. 131 a 136
10. **Falso.** Ver *Cómo elegir el procedimiento adecuado*, pág. 109

TABLA DE PESO | Mujeres

Estatura	Estructura pequeña	Estructura mediana	Estructura grande
1,42	41 (43) 45	43 (46) 49	47 (50) 53
1,44	42 (44) 46	44 (47) 50	48 (51) 54
1,46	43 (45) 47	45 (48) 51	49 (52) 55
1,48	44 (46) 48	46 (49) 52	50 (53) 56
1,50	46 (48) 50	48 (51) 54	52 (55) 58
1,52	47 (49) 51	49 (52) 55	53 (56) 59
1,54	48 (50) 52	50 (53) 56	54 (57) 60
1,56	49 (51) 53	51 (54) 57	55 (58) 61
1,58	50 (52) 54	52 (55) 58	56 (59) 62
1,60	52 (54) 56	54 (57) 60	57 (60) 63
1,62	54 (56) 58	56 (59) 62	60 (63) 66
1,64	55 (57) 59	57 (60) 63	61 (64) 67
1,66	56 (58) 60	58 (61) 64	62 (65) 68
1,68	57 (59) 61	59 (62) 65	63 (66) 69
1,70	59 (61) 63	61 (64) 67	65(68) 71
1,72	61 (63) 65	63 (66) 69	67 (70) 73
1,74	62 (64) 66	64 (67) 70	68 (71) 74
1,76	63 (65) 67	65 (68) 71	69 (72) 75
1,78	64 (66) 68	66 (69) 72	71 (74) 77
1,80	66 (68) 70	68 (71) 74	73 (76) 79
1,82	67 (69) 71	69 (72) 75	75 (78) 81
1,84	68 (70) 72	70 (73) 76	76 (79) 82
1,86	70 (72) 74	72 (75) 78	78 (81) 84
1,88	73 (75) 77	75 (78) 81	81 (83) 87
1,90	74 (77) 79	77 (80) 83	83 (85) 89

TABLA DE PESO | Hombres

Estatura	Estructura pequeña	Estructura mediana	Estructura grande
1,55	49 (51) 53	53 (56) 59	57 (60) 63
1,57	50 (52) 54	54 (57) 60	58 (61) 64
1,59	51 (53) 55	55 (58) 61	59 (62) 65
1,61	53 (55) 57	56 (59) 62	60 (63) 66
1,63	54 (56) 58	58 (61) 64	62 (65) 68
1,65	56 (58) 60	59 (62) 65	63 (66) 69
1,67	57 (59) 61	60 (63) 66	64 (67) 70
1,69	58 (60) 62	61 (64) 67	65 (68) 71
1,71	59 (61) 63	62 (65) 68	66 (69) 72
1,73	61 (63) 65	64 (67) 70	67 (70) 73
1,75	63 (65) 67	66 (69) 72	70 (73) 76
1,77	64 (66) 68	67 (70) 73	71 (74) 77
1,79	66 (68) 70	68 (71) 74	72 (75) 78
1,81	67 (69) 71	69 (72) 75	73 (76) 79
1,83	69 (71) 73	71 (74) 77	75(78) 81
1,85	70 (72) 74	73 (76) 79	77 (80) 83
1,87	72 (74) 76	74 (77) 80	78 (81) 84
1,89	73 (75) 77	75 (78) 81	79 (82) 85
1,91	74 (76) 78	76 (79) 82	82 (85) 88
1,93	75 (77) 79	79 (82) 85	84 (87) 90
1,95	76 (78) 80	81 (84) 87	88 (89) 94
1,97	78 (80) 82	84 (87) 90	90 (91) 96
1,99	80 (82) 84	86 (89) 93	92 (93) 98

ÍNDICE DE MASA CORPORAL | Tabla

Altura (m)

Peso Kg	1,40	1,47	1,50	1,52	1,55	1,57	1,60	1,63	1,65
31	15.8	14.3	13.8	13.4	12.9	12.6	12.1	11.7	11.4
34	17.3	15.7	15.1	14.7	14.2	13.8	13.3	12.8	12.5
37	18.9	17.1	16.4	16.0	15.4	15.0	14.5	13.9	13.6
41	20.9	19.0	18.2	17.7	17.1	16.6	16.0	15.4	15.1
48	24.5	22.2	21.3	20.8	20.0	19.5	18.8	18.1	17.6
50	25.5	23.1	22.2	21.6	20.8	20.3	19.5	18.8	18.4
52	26.5	24.1	23.1	22.5	21.6	21.1	20.3	19.6	19.1
54	27.6	25.0	24.0	23.4	22.5	21.9	21.1	20.3	19.8
55	28.1	25.5	24.4	23.8	22.9	22.3	21.5	20.7	20.2
57	29.1	26.4	25.3	24.7	23.7	23.1	22.3	21.5	20.9
59	30.1	27.3	26.2	25.5	24.6	23.9	23.0	22.2	21.7
61	31.1	28.2	27.1	26.4	25.4	24.7	23.8	23.0	22.4
64	32.7	29.6	28.4	27.7	26.6	26.0	25.0	24.1	23.5
66	33.7	30.5	29.3	28.6	27.5	26.8	25.8	24.8	24.2
68	34.7	31.5	30.2	29.4	28.3	27.6	26.6	25.6	25.0
70	35.7	32.4	31.1	30.3	29.1	28.4	27.3	26.3	25.7
73	37.2	33.8	32.4	31.6	30.4	29.6	28.5	27.5	26.8
75	38.3	34.7	33.3	32.5	31.2	30.4	29.3	28.2	27.5
77	39.3	35.6	34.2	33.3	32.0	31.2	30.1	29.0	28.3
79	40.3	36.6	35.1	34.2	32.9	32.0	30.9	29.7	29.0
82	41.8	37.9	36.4	35.5	34.1	33.3	32.0	30.9	30.1
84	42.9	38.9	37.3	36.4	35.0	34.1	32.8	31.6	30.9
86	43.9	39.8	38.2	37.2	35.8	34.9	33.6	32.4	31.6
88	44.9	40.7	39.1	38.1	36.6	35.7	34.4	33.1	32.3
91	46.4	42.1	40.4	39.4	37.9	36.9	35.5	34.3	33.4
93	47.4	43.0	41.3	40.3	38.7	37.7	36.3	35.0	34.2
95	48.5	44.0	42.2	41.1	39.5	38.5	37.1	35.8	34.9
98	50.0	45.4	43.6	42.4	40.8	39.8	38.3	36.9	36.0
100	51.0	46.3	44.4	43.3	41.6	40.6	39.1	37.6	36.7
104	53.1	48.1	46.2	45.0	43.3	42.2	40.6	39.1	38.2
107	54.6	49.5	47.6	46.3	44.5	43.4	41.8	40.3	39.3
109	55.6	50.4	48.4	47.2	45.4	44.2	42.6	41.0	40.0
111	56.6	51.4	49.3	48.0	46.2	45.0	43.4	41.8	40.8
118	60.2	54.6	52.4	51.1	49.1	47.9	46.1	44.4	43.3
120	61.2	55.5	53.3	51.9	49.9	48.7	46.9	45.2	44.1
125	63.8	57.8	55.6	54.1	52.0	50.7	48.8	47.0	45.9
136	69.4	62.9	60.4	58.9	56.6	55.2	53.1	51.2	50.0
159	81.1	73.6	70.7	68.8	66.2	64.5	62.1	59.8	58.4
181	92.3	83.8	80.4	78.3	75.3	73.4	70.7	68.1	66.5
190	96.9	87.9	84.4	82.2	79.1	77.1	74.2	71.5	69.8
200	102.0	92.6	88.9	86.6	83.2	81.1	78.1	75.3	73.5
220	112.2	101.8	97.8	95.2	91.6	89.3	85.9	82.8	80.8
240	122.4	111.1	106.7	103.9	99.9	97.4	93.8	90.3	88.2

Altura (m)

1,68	1,70	1,73	1,75	1,78	1,80	1,83	1,85	1,90	1,95
11.0	10.7	10.4	10.1	9.8	9.6	9.3	9.1	8.6	8.2
12.0	11.8	11.4	11.1	10.7	10.5	10.2	9.9	9.4	8.9
13.1	12.8	12.4	12.1	11.7	11.4	11.0	10.8	10.2	9.7
14.5	14.2	13.7	13.4	12.9	12.7	12.2	12.0	11.4	10.8
17.0	16.6	16.0	15.7	15.1	14.8	14.3	14.0	13.3	12.6
17.7	17.3	16.7	16.3	15.8	15.4	14.9	14.6	13.9	13.1
18.4	18.0	17.4	17.0	16.4	16.0	15.5	15.2	14.4	13.7
19.1	18.7	18.0	17.6	17.0	16.7	16.1	15.8	15.0	14.2
19.5	19.0	18.4	18.0	17.4	17.0	16.4	16.1	15.2	14.5
20.2	19.7	19.0	18.6	18.0	17.6	17.0	16.7	15.8	15.0
20.9	20.4	19.7	19.3	18.6	18.2	17.6	17.2	16.3	15.5
21.6	21.1	20.4	19.9	19.3	18.8	18.2	17.8	16.9	16.0
22.7	22.1	21.4	20.9	20.2	19.8	19.1	18.7	17.7	16.8
23.4	22.8	22.1	21.6	20.8	20.4	19.7	19.3	18.3	17.4
24.1	23.5	22.7	22.2	21.5	21.0	20.3	19.9	18.8	17.9
24.8	24.2	23.4	22.9	22.1	21.6	20.9	20.5	19.4	18.4
25.9	25.3	24.4	23.8	23.0	22.5	21.8	21.3	20.2	19.2
26.6	26.0	25.1	24.5	23.7	23.1	22.4	21.9	20.8	19.7
27.3	26.6	25.7	25.1	24.3	23.8	23.0	22.5	21.3	20.2
28.0	27.3	26.4	25.8	24.9	24.4	23.6	23.1	21.9	20.8
29.1	28.4	27.4	26.8	25.9	25.3	24.5	24.0	22.7	21.6
29.8	29.1	28.1	27.4	26.5	25.9	25.1	24.5	23.3	22.1
30.5	29.8	28.7	28.1	27.1	26.5	25.7	25.1	23.8	22.6
31.2	30.4	29.4	28.7	27.8	27.2	26.3	25.7	24.4	23.1
32.2	31.5	30.4	29.7	28.7	28.1	27.2	26.6	25.2	23.9
33.0	32.2	31.1	30.4	29.4	28.7	27.8	27.2	25.8	24.5
33.7	32.9	31.7	31.0	30.0	29.3	28.4	27.8	26.3	25.0
34.7	33.9	32.7	32.0	30.9	30.2	29.3	28.6	27.1	25.8
35.4	34.6	33.4	32.7	31.6	30.9	29.9	29.2	27.7	26.3
36.8	36.0	34.7	34.0	32.8	32.1	31.1	30.4	28.8	27.4
37.9	37.0	35.8	34.9	33.8	33.0	32.0	31.3	29.6	28.1
38.6	37.7	36.4	35.6	34.4	33.6	32.5	31.8	30.2	28.7
39.3	38.4	37.1	36.2	35.0	34.3	33.1	32.4	30.7	29.2
41.8	40.8	39.4	38.5	37.2	36.4	35.2	34.5	32.7	31.0
42.5	41.5	40.1	39.2	37.9	37.0	35.8	35.1	33.2	31.6
44.3	43.3	41.8	40.8	39.5	38.6	37.3	36.5	34.6	32.9
48.2	47.1	45.4	44.4	42.9	42.0	40.6	39.7	37.7	35.8
56.3	55.0	53.1	51.9	50.2	49.1	47.5	46.5	44.0	41.8
64.1	62.6	60.5	59.1	57.1	55.9	54.0	52.9	50.1	47.6
67.3	65.7	63.5	62.0	60.0	58.6	56.7	55.5	52.6	50.0
70.9	69.2	66.8	65.3	63.1	61.7	59.7	58.4	55.4	52.6
77.9	76.1	73.5	71.8	69.4	67.9	65.7	64.3	60.9	57.9
85.0	83.0	80.2	78.4	75.7	74.1	71.7	70.1	66.5	63.1

Bibliografía

Referencias bibliográficas

Bibliografía

1. Samuels, Norman. Efectos Colaterales del Bypass Gástrico. Cirugía para la Obesidad.Disponible en: www.surgicalteam.com/español/obesidad/efectos_colaterales.htm
2. Hellers, Göran. Efectos Colaterales de la Banda Gástrica Ajustable (BGA). Cirugía para la Obesidad. Disponible en: www.surgicalteam.com/español/obesidad/efectos_colaterales.htm
3. American Society for Bariatric Surgery. Guidelines for Granting Privileges in Bariatric Surgery. Disponible en: www.asbs.org/html/about/grantingpriviledges.html
4. National Guideline Clearinghouse. Bariatric Surgery for Severely Overweight Adolescents: Concerns and Recommendations. Disponible en: www.guideline.gov/summary/summary.aspx?ss=15&doc_id=5728&nbr=3845
5. U.S. Department of Health & Human Services. Medicare Proposes New Coverage Policy for Bariatric Surgery Procedures. Disponible en: www.cms.hhs.gov/apps/media/press/release.asp?Counter=1733
6. National Guideline Clearinghouse. Guidelines for the Clinical Application of Laparoscopic Bariatric Surgery. Disponible en: www.guideline.gov/summary/summary.aspx?doc_id=4383&nbr=3301
7. Neary, Nicola Marguerite; Goldstone, Anthony Peter; Bloom, Stephen Robert. Appetite Regulation: from the Gut to the Hypothalamus. Clinical Endocrinology 2004; Feb 60 (2):153
8. Pantoja, Juan Pablo. Tratamiento Quirúrgico de la Obesidad Mórbida. Gac. Méd. Méx. 2004; 140 (2):85-87
9. Snow, Lamar L et al. The Effect of Roux-en-Y Gastric Bypass on Prescription Drug Cost. Obesity Surgery 2004; Sep.14(8):1031-1035
10. Marceau, Picard et al. Current Malabsorption Procedures: Biliopancreatic Diversion. Obesity Surgery 2004; Lovis F. Martin Ed.
11. Martins, Silvia Leite et al. Factors Related to the Occurrence of Vomiting after Bariatric Surgery 2005; 15: 723-724
12. Weiner, R; Gutberlet, H; Bockhorn, H. Preparation of Extremely Obese Patients for Laparoscopic Gastric Banding by Gastric-Balloon Therapy. Obesity Surgery 1999; 9: 261-264
13. Pellis, Tommaso et al. Perioperative Management and Monitoring of a Super-obese Patient. Obesity Surgery 2004; 14: 1423-1428
14. Li, WD et al. Melanocortin 3 Receptor (MC3R) Gene Variants in Extremely Obese Women. International Journal of Obesity 2000; Feb 24 (2): 206-210
15. Inge, Thomas et al. Bariatric Surgery for Severely Overweight Adolescents: Concerns and Recommendations. Pediatrics 2004; July 114 (1): 217-223
16. Gibbs, Karen E et al. Intestinal Malrotation in a Patient Undergoing Laparoscopic Gastric Bypass. Obesity Surgery 2005; 15: 703-706

17. Hope, Aluko A et al. Obesity-related Comorbidities in Obese African Americans in an Outpatient Weight Loss Program. Obesity Research 2005; 13: 772-779
18. Milone, Luca; Strong, Vivian; Gagne, Michel. Laparoscopic Sleeve Gastrectomy is Superior to Endoscopic Intragastric Balloon as a First Stage Procedure for Super-Obese Patients (BMI >50). Obesity Surgery 2005; 15: 612-617
19. Fazylov, Rafael M et al. Association of Super-Super-Obesity and Male Gender with Elevated Mortality in Patients Undergoing the Duodenal Switch Procedure. Obesity Surgery 2005; 15: 618-623
20. Ahroni, Jessie H; Montgomery, Kevin F; Watkins, Brad M. Laparoscopic Adjustable Gastric Banding: Weight Loss, Co-morbidities, Medication Usage and Quality of Life at One Year. Obesity Surgery 2005; 15: 641-647
21. Wang, Weu et al. Short-term Results of Laparoscopic Mini-Gastric Bypass. Obesity Surgery 2005; 15: 648-654
22. Burgmer, Ramona et al. The Influence of Eating Behavior and Eating Pathology on Weight Loss after Gastric Restriction Operations. Obesity Surgery 2005; 15: 684-691
23. Booth, Katie M. Obesity and the Built Environment. Journal of the American Dietetic Association 2005; May 105(5): S110-S117
24. Herpertz, S et al. Do Psychosocial Variables Predict Weight Loss or Mental Health after Obesity Surgery? A Systematic Review. Obesity Research 2004; Oct. 12(10):1554-1569
25. Ezri, T et al. Anesthesia for Restrictive Bariatric Surgery (Gastric Bypass not Included): Laparoscopic vs Open Procedures. International Journal of Obesity 2004; Sep. 28(9): 1157-1162
26. Surgery and Recovery: How Much Pain will There Be after Laparoscopic Surgery? Disponible en: www.lapbandspecialists.com/index.asp
27. Paxton, James H; Matthews, Jeffrey B. The Cost Effectiveness of Laparoscopic versus Open Gastric Bypass Surgery. Obesity Surgery 2005; Jan. 15(1): 24-34
28. Fobi, M et al. Prophylactic Cholecystectomy with Gastric Bypass Operation: Incidence of Gallbladder Disease. Obesity Surgery 2002; Jun. 12(3): 350-353
29. Loffredo, A et al. Three Years Experience with the New Intragastric Balloon, and a Preoperative Test for Success with Restrictive Surgery. Obesity Surgery 2001; 11: 330-333
30. The Devastating Effect of a P. E. Beyond Change. Disponible en: www.beyondchange-obesity.com/editorsNotes/devastatingEffectOfPE.html
31. Fabris de Souza, Shirley Aparecida et al. Postural Changes in Morbidly Obese Patients. Obesity Surgery 2005; 15: 1013-1016
32. Mognol, Philippe; Chosidow, Denis; Marmuse, Jean-Pierre. Laparoscopic Sleeve Gastrectomy as an Initial Bariatric Operation for High-Risk Patients: Initial Results in 10 Patients. Obesity Surgery 2005; 15: 1030-1033

33. Sabin, James et al. Best Practice Guidelines on Informed Consent for Weight Loss Surgery Patients. Obesity Research 2005; Feb. 13(2): 250-253
34. Greenberg, Isaac et al. Behavioral and Psychological Factors in the Assessment and Treatment of Obesity Surgery Patients. Obesity Research 2005; Feb. 13(2): 244-248
35. Apovian, Caroline et al. Best Practice in Pediatric/Adolescent Weight Loss Surgery. Obesity Research 2005; Feb. 13(2): 274-282
36. Berkel, Laverne A et al. Behavioral Interventions for Obesity. Journal of the American Dietetic Association 2005; May 105(5): S35-S43
37. Pi-Sunyer, Xavier; Kris-Etherton, PM. Improving Health Outcomes: Future Directions in the Field. Journal of the American Dietetic Association 2005; May 105(5): S14-S16
38. St. Jeor, Sachico T. The Complexities of Obesity. Journal of the American Dietetic Association 2005. May 105(5): S11-S12
39. Reeves, Rebecca S. Working Together to Fight Obesity. Journal of the American Dietetic Association 2005; May 105(5): S13
40. Dixon, John; Dixon, Maureen E; O`Brien, Paul E. Body Image: Appearance Orientation and Evaluation in the Severely Obese Changes with Weight Loss. Obesity Surgery 2002; 12: 65-71
41. Park, Moo-In; Camilleri, Michael. Gastric Motor and Sensory Funcions in Obesity. Obesity Research 2005; March 13(3): 491-500
42. Sugerman, HJ; Kral, JG. Evidence-based Medicine Reports on Obesity Surgery: a Critique. International Journal of Obesity 2005; May 29: 735-745
43. Flegal, Caroll; Ogden, Johnson. Prevalence and Trends in Obesity among US Adults. JAMA 2002; 288: 1723-1727
44. Mokdad, AH et al. Prevalence of Obesity, Diabetes, and Obesity-related Health Risk Factors. JAMA 2003; 289: 76-79
45. Pi-Sunyer, Xavier. A Review of Long-Term Studies Evaluating the Efficacy of Weight Loss in Ameliorating Disorders Associated with Obesity. Clin. Ther. 1996; 18: 1066-1035
46. Torgerson, JS et al. Xenical in the Prevention of Diabetes in Obese Subjects (XENDOS) Study: a Randomized Study of Orlistat as an Adjunct to Lifestyle Changes for the Prevention of Type 2 Diabetes in Obese Patients. Diabetes Care 2004; 27: 155-61
47. Avenell, A et al. Systematic Review of the Long-Term Effects and Economic Consequences of Treatments for Obesity and Implications for Health Improvement. Health Technology Assessement. 2004; 8: iii-iv
48. Dattilo, AM; Kris-Etherton, PN. Effects of Weight Reduction on Blood Lipids and Lipoproteins: a Meta-analysis. American Journal of Clinical Nutrition 1992; 56: 320-328

49. Gomez, CA. Gastroplasty in Morbid Obesity: a Progress Report. World Journal Surgery 1981; 5:823-828
50. Mason, EE. Vertical Banded Gastroplasty for Obesity. Archives or Surgery 1982; 117: 701-706
51. Buchwald, H; Williams, SE. Bariatric Surgery Worldwide 2003. Obesity Surgery 2004; 14:1157-1164
52. Liu, JH et al. Characterizing the Performance and Outcomes of Obesity Surgery in California. Am Surg 2004; 69: 823-828
53. Courcoulas, A et al. The Relationship of Surgeon and Hospital Volume to Outcome after Gastric Bypass Surgery in Pennsylvania: a 3-year Summary. Surgery 2003; 134: 613-621
54. Nguyen, NT; Steven, CM; Wolfe, BM. Incidence and Outcome of Anastomotic Stricture after Laparoscopic Gastric Bypass. J. Gastrointestinal Surgery 2003; 7: 997-1003
55. Blachar, A et al. Gastrointestinal Complications of Laparoscopic Roux-en-Y Gastric Bypass Surgery: Clinical and Imaging Findings. Radiology 2002; 223: 625-32
56. Suter, M et al. Laparoscopic Roux-en-Y Gastric Bypass: Initial 2-year Experience. Surg. Endosc. 2003; 17: 603-609
57. Cooney, RN et al. Analysis of Cost Outliers after Gastric Bypass Surgery: What can we Learn? Obesity Surgery 2003; 13: 29-36
58. Clegg, AJ et al. The Clinical Effectiveness and Cost- Effectiveness of Surgery for People with Morbid Obesity: a Systematic Review and Economic Evaluation. Health Technology Assessement 2002; 6: 1-153
59. Colquitt, J et al. Surgery for Morbid Obesity. Cochrane Database Syst. Rev. 2003; CD003641
60. Saltzman, Edward et al. Criteria for Patient Selection and Multidisciplinary Evaluation and Treatment of the Weight Loss Surgery Patient. Obesity Research 2005; Feb 13(2): 234-243
61. Blackburn, George L; Hu, Frank B; Harvey, Alan M. Evidence-Based Recommendations For Best Practices in Weight Loss Surgery. Obesity Research 2005; Feb 13(2): 203-204
62. Smith Choban, Patricia et al. Bariatric Surgery for Morbid Obesity: Why, Who, When, How, Where, and then What? Cleveland Clinic Journal of Medicine 2002; Nov 69(11): 897-903 .
63. Plodkowski, Raymond A; Krenkel, Jessica. Combines Treatment for Obesity and the Metabolic Syndrome. Journal of the American Dietetic Association 2005; May 105(5): S124-S130
64. Mulligan, Ann et al. Best Practices for Perioperative Nursing Care for Weight Loss Surgery Patients. Obesity Research 2005; Feb 13(2): 267-273

65. Feder, Barnaby J. Medtronic to Acquire a Treatment for Obesity. The New York Times 2005; June 29. Disponible en: www.nytimes.com/2005/06/29/business/29medtronic.html [Consulta: 1 Julio 2005]

66. Ridley, Nancy; Hu, Frank; Bassinger, Lori. Expert Panel on Weight Loss Surgery: Executive Report. Obesity Research 2005; Feb 13(2): 205-226

67. Locateadoc.com Medical Staff Writers. Re-Facing Surgery: Choosing Facial Plastic Surgery after Weight-Loss Surgery. Disponible en: www.locateadoc.com/articles.cfm/1405/1357?print=1

68. MCG Health System. Gastric Stapling (Restrictive) Surgery. Disponible en: www.mcghealth.org/Greystone/heart/obgasstp.html [Consulta: 2 Septiembre 2005]

69. Blackburn, George L; Waltman, Belinda A. Expanding the Limits of Treatment: New Strategic Initiatives. Journal of the American Dietetic Association 2005; May 105(5): S131-S135

70. Chen, Jiade. Mechanisms of Action of the Implantable Gastric Stimulator for Obesity. Obesity Surgery 2004; Sep 14: S28-S32

71. Deitel, Mervyn. Mounting the Worldwide Effort Against Obesity. Obesity Surgery 2005; 15: 595-597

72. Ren, Christine J et al. Factors Influencing Patient Choice for Bariatric Operation. Obesity Surgery 2005; 15: 202-206

73. Whittemore, Anthony et al. Specialized Staff and Equipment for Weight Loss Surgery Patients: Best Practice Guidelines. Obesity Research 2005; Feb 13(2): 283-289

74. Guisado Macías, Juan A et al. Marital Status in Morbidly Obese Patients after Bariatric Surgery. German Journal of Psychiatry 2004; 7(3): 22-27

75. Recommendations for Facilities Performing Bariatric Surgery. Bulletin of the American College of Surgeons 2000; Sep 85(9): 20-23

76. Inge, Thomas; Lawson, Louise. Treatment Considerations for Severe Adolescent Obesity. Surgery for Obesity and Related Metabolic Diseases 2005; 1:133-139

77. Sugerman, Harvey J. The Pathophysiology of Severe Obesity and the Effects of Surgically Induced Weight Loss. Surgery for Obesity and Related Diseases 2005; Marzo/Abril 1(2)

78. Cummings, David; Overduin, Joost; Foster-Schubert, Karen E. Gastric Bypass for Obesity: Mechanisms of Weight Loss and Diabetes Resolution. Journal Clin Endocrinol Metab. 2004; Jun 89(6): 2608-2615

79. Deitel, Mervyn; Shikora, Scott A. The Development of the Surgical Treatment of Morbid Obesity. Journal of the American College of Nutrition 2002; 21(5): 365-371

80. Nieben, OG; Harboe, H. Intragastric Balloon as an Artificial Bezoar for Treatment of Obesity. Lancet 1982; 1: 198-199

81. Camerini, Giovanni et al. Thirteen Years of Follow-up in Patients with Adjustable Silicone Gastric Banding for Obesity: Weight Loss and Constant Rate of Late Specific Complications. Obesity Surgery. 2004; Dec 14(10): 1343-1348
82. Nguyen, Ninh T et al. Gastrointestinal Hemorrhage after Laparoscopic Gastric Bypass. Obesity Surgery 2004; 14: 1308-1312
83. O´Donnell, Kelly. Bariatric Surgery: Nutritional Concerns on the Weight Down. Practical Gastroenterology 2004.
84. Schumann, Roman et al. Best Practice Recommendations for Anesthetic Perioperative Care and Pain Management in Weight Loss Surgery. Obesity Research 2005; Feb 13(2): 254-266
85. BioEnterics Intragastric Balloon System. BioEnterics Corporation. Disponible en: www.bioenterics.com
86. Gonzalez, Rodrigo et al. Anastomotic Leaks after Laparoscopic Gastric Bypass. Obesity Surgery 2004; 14: 1299-1307
87. Herpertz, S et al. Does Obesity Surgery Improve Psychosocial Functioning? A Systematic Review. International Journal of Obesity 2004; Nov 27(11): 1300-1314
88. National Institutes of Health; National Institutes of Diabetes and Digestive and Kidney Diseases. Loss of Skin Elasticity in Post Bariatric Patients Leads to Modifications to Body Contourning. Bariatric Surgery 2002
89. Shikora, Scott A. The Use of Staple Line Reinforcement During Laparoscopic Gastric Bypass. Obesity Surgery 2004; Nov-Dec 14(10): 1313-1320
90. Bloomston, Mark et al. Outcome Following Bariatric Surgery In Super versus Morbidly Obese Patients: Does Weight Matter? Obesity Surgery 1997; Oct 7(5): 414-419
91. Ponce, Jaime et al. Effect of Lap Band-Induced Weight Loss on Type 2 Diabetes and Hypertension. Obesity Surgery 2004. 14: 1335-1342
92. Cigaina, Valerio. Long Term Follow-up of Gastric Stimulation for Obesity: The Mestre 8-year Experience. Obesity Surgery 2004; Sep 14(S1): 14-22
93. Buchwald, Henry. Gastric Stimulation: A New Paradigm for Management of Morbid Obesity. Obesity Surgery 2004. Sep 14(S1): 2-2(1)
94. Ryden, A et al. A Comparative Controlled Study of Personality in Severe Obesity: a 2 Year Follow-up after Intervention. International Journal of Obesity 2004; Nov 28(11): 1485-1493
95. Sarwer, David B; Wadden, Thomas A; Fabricatore, Anthony N. Psychosocial and Behavioral Aspects of Bariatric Surgery. Obesity Research 2005; 13: 639-648
96. Razones para la Cirugía de la Obesidad. Sociedad Española de Cirugía Bariátrica. Disponible en: www.seco.org/razonesyriesgos.php

97. Sjöstrom, Lars et al. Lifestyle, Diabetes and Cardiovascular Risk Factors 10 Years after Bariatric Surgery. New England Journal of Medicine 2004; Dec 351(26)
98. Buchwald, Henry et al. Bariatric Surgery: A Systematic Review and Meta-analysis. JAMA 2004; Oct 292(14)
99. Saltzman, Edward et al. Criteria for Patient Selection and Multidisciplinary Evaluation and Treatment of the Weight Loss Surgery Patient. Obesity Research 2005; Feb 13(2)
100. Elizagárate Zabala, E; Ezcurra Sánchez, J; Sánchez Gómez, PM. Aspectos Psiquiátricos del Tratamiento Quirúrgico de la Obesidad Mórbida. Salud Global 2001; 1(3): 2-7
101. Larsen, Junilla K et al. Personality as a Predictor of Weight Loss Maintenance after Surgery for Morbid Obesity. Obesity Research 2004; 12: 1828-1834
102. Barnett, Anthony H; Kumar, Sudes. Ed- Obesity & Diabetes. John Wiley & Sons, 2004
103. Food and Drug Administration (FDA). The Lap-Band Adjustable Gastric Banding System Summary of Safety and Effectiveness data. June 2005
104. BioEnterics Corporation The Lap-Band Adjustable Gastric Banding System: Summary of Safety and Effectiveness Data. June 2001
105. Angrisani, L et al. Results of the Italian Multicenter Study on 239 Superobese Patients Treated by Adjustable Gastric Banding. Obesity Surgery 2002; Dec 12(6): 846-850
106. Alvarez, Adrián. Morbid Obesity: Peri-operative Management. Cambridge University Press 2004
107. Maggard, Melinda A et al. Meta-Analysis: Surgical Treatment of Obesity. Annals of Internal Medicine 2005; April 142(7)
108. Kevin, Thompson J. Body Image, Eating Disorders and Obesity: An Integrative Guide for Assessment and Treatment. American Psychological Association 2000
109. Thomas, Cash; Pruzinsky, Thomas. Body Image: A Handbook of Theory, Research and Clinical Practice. The Guilford Press: New York, 2002
110. Dixon, John et al. Body Image: Appearance Orientation and Evaluation in the Severely Obese Changes with Weight Loss. Obesity Surgery 2002; 12: 65-71
111. Lieber, Claude P et al. Temporary Intervention: Dental Splinting and the Intragastric Bubble. Gastroenterology Clinics of North America 1987; Sep 16(3): 451-460
112. Linner, John H. Overview of Surgical Techniques for the Treatment of Morbid Obesity. Gastroenterology Clinics of North America 1987; June 16(2): 253-272

113. Hochstrasser, April. The Patient´s Guide to Weight Loss Surgery: Everything you Need to Know about Gastric Bypasss & Bariatric Surgery. Hatherleigh Press 2004
114. Martin, Louis. Obesity Surgery. McGraw-Hill: 2004
115. Deitel, Mervyn; Cowan, George. Update: Surgery for the Morbidly Obese Patient. FD Communications: North York, 2000
116. Kojima, M; Hosoda, H; Dale, Y. Ghrelin is a Growthhormone-Releasing Acylated Peptide from Stomach. Nature 1999; 402: 656-660
117. Flier, Jeffrey S; Maratos-Flier, Eleftheria. The Stomach Speaks: Ghrelin and Weight Regulation. New England Journal of Medicine 2002; May 346(21) : 1661-1663
118. Wolf, AM; Falcone, AR; Kortner, B. BAROS: An Effective System to Evaluate the Results of Patients after Bariatric Surgery. Obesity Surgery 2000; Oct 10(5): 445-450
119. Oria, Horacio E; Moorhead, Melodie. Bariatric Analysis and Reporting Outcome System (BAROS). Obesity Surgery 8: 487-499
120. Wit, LT et al. Open versus Laparoscopic Adjustable Silicone Gastric Banding: a Prospective Randomized Trial for Treatment of Morbid Obesity. Annals of Surgery 1999; 230: 800-805
121. Herrera, Rubio. Manual de Obesidad Mórbida. Panamericana, 2006
122. Rubio M, Ballesteros M, Sánchez A, Torres A. Manual de obesidad mórbida. Panamericana 2ª ed. 2015.
123. Balderas I. Diabetes, obesidad y síndrome metabólico. Manual Moderno 2015.
124. Morandé G, Graell M, Blanco A. Trastornos de la conducta alimentaria y obesidad. Panamericana 2014.
125. Musri M, Párrizas M. Regulación epigenética en la adipogénesis y la obesi dad. Editorial académica española. 2013.
126. Lama R. La obesidad en los niños. Tile Von 2013.
127. González M. Obesidad Infantil. Nutrición inteligente para tus hijos. Formación Alcalá 2009.
128. Buch Wold. Tratamientos quirúrgico de la obesidad. Elsevier 2009.
129. Calero Yáñez. Atención sanitaria integral de la obesidad. Formación Alcalá 2ªed. 2005.
130. Ruiz J, Sánchez R. Cirugía de la obesidad mórbida. Arón 2ª ed. 2012.
131. Murayama K, Kothari S. Obesity care and bariatric surgery. World Scientific. 2016.

132. Steelman M, Westman E. Obesity. Evaluation and treatment. CRC Press 2ªed. 2016.
133. Ahmad S, Iman S. Obesity. A practical guide. Springer 2015.
134. Agrawal S. Obesity, bariatric and metabolic surgery. A practical guide. Springer. 2015.
135. Widhalm K, Prager G. Morbid obesity in adolescents. Conservative treatment and surgical approaches. Springer 2015.